Brockfeld, Lippek, Müller

Lernstrategien

MEDI-LEARN Skriptenreihe

6., überarbeitete Auflage

MEDI-LEARN Verlag GbR

Autoren: Vera Lippek, Dr. Bringfried Müller, Thomas Brockfeld

Lernstrategien: MC-Techniken und Prüfungsrhetorik
ISBN-13: 978-3-95658-018-5

Herausgeber:
MEDI-LEARN Verlag GbR
Dorfstraße 57, 24107 Ottendorf
Tel. 0431 78025-0, Fax 0431 78025-262
E-Mail redaktion@medi-learn.de
www.medi-learn.de

Verlagsredaktion:
Dr. Marlies Weier, Dipl.-Oek./Medizin (FH)
Désirée Weber, Denise Drdacky, Jens Plasger,
Sabine Behnsch, Philipp Dahm, Christine Marx,
Florian Pyschny, Christian Weier

Layout und Satz:
Fritz Ramcke, Kristina Junghans,
Christian Gottschalk

Grafiken:
Dr. Günter Körtner, Irina Kart, Alexander Dospil,
Christine Marx

Illustration:
Daniel Lüdeling

Druck:
Löhnert Druck

6. Auflage 2015

Wichtiger Hinweis für alle Leser
Die Medizin ist als Naturwissenschaft ständigen Veränderungen und Neuerungen unterworfen. Sowohl die Forschung als auch klinische Erfahrungen führen dazu, dass der Wissensstand ständig erweitert wird. Dies gilt insbesondere für medikamentöse Therapie und andere Behandlungen. Alle Dosierungen oder Applikationen in diesem Buch unterliegen diesen Veränderungen.
Obwohl das MEDI-LEARN Team größte Sorgfalt in Bezug auf die Angabe von Dosierungen oder Applikationen hat walten lassen, kann es hierfür keine Gewähr übernehmen. Jeder Leser ist angehalten, durch genaue Lektüre der Beipackzettel oder Rücksprache mit einem Spezialisten zu überprüfen, ob die Dosierung oder die Applikationsdauer oder -menge zutrifft. Jede Dosierung oder Applikation erfolgt auf eigene Gefahr des Benutzers. Sollten Fehler auffallen, bitten wir dringend darum, uns darüber in Kenntnis zu setzen.

Vorwort

Liebe Leserin, lieber Leser,
da du dich entschlossen hast, den steinigen Weg zum Medicus zu beschreiten, musst du dich früher oder später sowohl gedanklich als auch praktisch mit den wirklich üblen Begleiterscheinungen dieses ansonsten spannenden Studiums auseinandersetzen, den Examensprüfungen. Mit einer Durchfallquote von bis zu 20 % ist der Erste Abschnitt der Ärztlichen Prüfung (Physikum) die unangefochtene Nummer eins in der Hitliste der zahlreichen Selektionsmechanismen.
Aber auch der Zweite Abschnitt der Ärztlichen Prüfung ist nicht ohne: Im sog. „Hammerexamen" wird nämlich das Wissen des gesamten klinischen Studiums abgeprüft, wobei für die Vorbereitung nur wenige Wochen zur Verfügung stehen.
Mit dem vorliegenden Skript möchten wir dir bei deiner Prüfungsvorbereitung lernstrategisch unter die Arme greifen. Hier erfährst du alles, was für eine erfolgreiche Prüfungsvorbereitung wesentlich ist. Neben einer genauen Darstellung der Prüfungsformen geht es um entscheidende Themen wie Lernstrategien, Zeitplanung, MC-Techniken und Prüfungsrhetorik.

Vorwort zur 2. Auflage

Die erste Auflage dieses Bandes erschien zeitgleich mit der Einführung der geänderten Approbationsordnung (AO) im Sommer 2006. Noch im selben Jahr wurde auch die MEDI-LEARN-Skriptenreihe zur Vorbereitung auf das Physikum herausgegeben. Seither ist der Physikumsschnitt in den Frühjahrsexamina von 60,2 % (in den Jahren 1996 und 2006) auf 64 % gestiegen. In den Herbstexamina lag der Schnitt bis zum Jahr 2005 bei 62 % und ist seit Erscheinen der Skriptenreihe auf 69,3 % gestiegen. Möglicherweise konnten unsere von Studenten für Studenten geschriebenen Skripte und die in diesem Band veröffentlichten Tipps einen kleinen Beitrag zu dieser Entwicklung leisten.

Vorwort zur 5. Auflage

Im Jahr 2012 wurde die Approbationsordnung für Ärzte (kurz AO) nochmals geändert. Im Wesentlichen wurde hierbei der Zeitpunkt des schriftlichen Teils des Hammerexamens geändert. Dieser wird nun vor dem Praktischen Jahr absolviert. Der mündliche Teil wird nach dem PJ geprüft.

An den Prüfungsinhalten hat sich nichts geändert.

Wir wünschen allen Leserinnen und Lesern eine erfolgreiche Prüfungsvorbereitung und viel Glück für das bevorstehende Examen.

Dein MEDI-LEARN Team

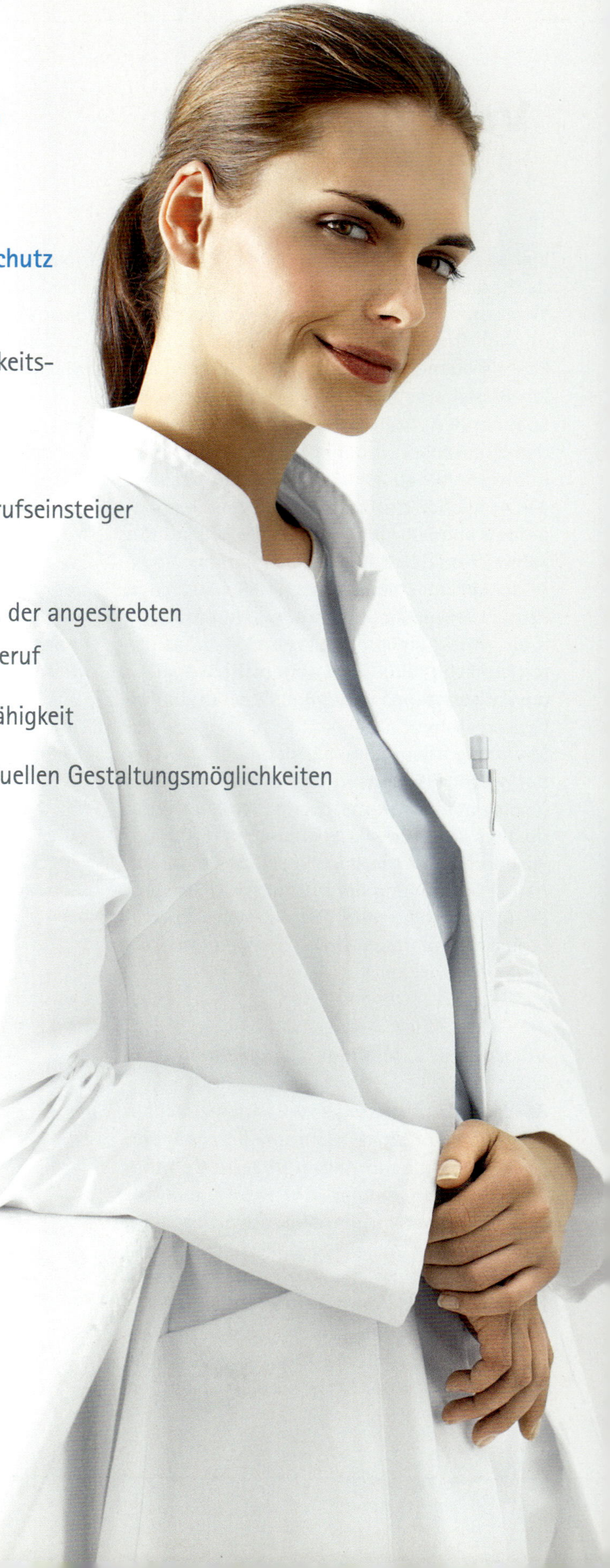

Inhalt

1 Examen – eine Definition des Grauens ...

Die Medizin ist sicherlich eines der interessantesten, gleichzeitig aber auch anspruchsvollsten Studienfächer überhaupt. Zwischen Studienbeginn und ärztlicher Tätigkeit lauern jedoch einige tückische Unwägbarkeiten in Gestalt der medizinischen Staatsexamina. Das Physikum ist gefürchtet, da hier Durchfallquoten von über 20 % keine Seltenheit sind, das Hammerexamen beängstigt wegen der unglaublichen Stoffmenge, die innerhalb kürzester Zeit zu bewältigen ist. Den Ablauf der Ärztlichen Prüfungen regelt die Ärztliche Approbationsordnung (ÄApprO) aus dem Jahr 2002, die im Jahr 2012 geändert wurde.
Nach der AO 2002 wurde der erste Abschnitt der ärztlichen Prüfung (umgangssprachlich Physikum) nach dem 4. Semester absolviert und umfasste einen schriftlichen und einen mündlichen Prüfungsteil.
Der zweite Abschnitt (umgangssprachlich Hammerexamen) wurde am Ende des Studiums nach dem PJ geprüft und bestand ebenfalls aus einem schriftlichen und einem mündlichen Teil.
Die Änderungen der AO 2012 beziehen sich im Wesentlichen auf den 2. Abschnitt.
So wird ab 2014 der schriftliche Teil vor dem PJ und der mündliche Teil nach dem PJ absolviert. Das PJ wird ab 2014 jeweils im Mai bzw. November beginnen. Der schriftliche Teil wird im April bzw. Oktober vor dem PJ geprüft, der mündliche (jetzt 3.) Abschnitt wird nach dem PJ, also im Mai/Juni bzw. November/Dezember geprüft.
Da es stets von Vorteil ist, seine Gegner genauer zu kennen, folgt eine kurze Definition des Grauens.

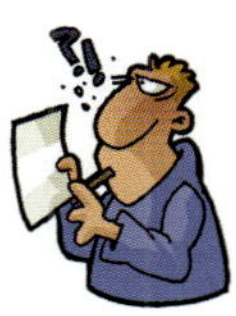

1.1 Prüfungsformen

Nach der AO 2002 besteht der erste Abschnitte der Ärztlichen Prüfung aus einem schriftlichen und einem mündlichen Prüfungsteil. Beide Prüfungsteile müssen bestanden, d. h. ausreichend gewesen sein. Eine mangelhafte schriftliche Leistung kann ebenso wenig durch eine gute mündliche Leistung ausgeglichen werden wie eine mangelhafte mündliche Leistung durch eine gute schriftliche Leistung.
Im Falle einer mangelhaften Teilleistung muss nur dieser Prüfungsteil wiederholt werden. War der mündliche Prüfungsteil z. B. ausreichend und der schriftliche Prüfungsteil mangelhaft, so muss nur noch der schriftliche Teil wiederholt werden. Die mündliche Note bleibt erhalten.
Die Wiederholung eines bestandenen Prüfungsteils (z. B. zur Verbesserung der erlangten Note) ist nicht möglich
Die Gesamtnote wird jeweils aus schriftlicher und mündlicher Note gemittelt. Bis zu einem Zahlenwert von 1,5 lautet die Gesamtnote sehr gut, bis zu einem Wert von 2,5 gut, bis 3,5 befriedigend und bis 4 ausreichend.
Nach neuer AO 2012 bleibt im ersten Abschnitt alles beim Alten. Im 2. Abschnitt wird der schriftliche Teil künftig vor dem PJ geschrieben, der mündliche Teil wie bisher nach dem PJ absolviert und heißt dann 3. Abschnitt.
Zur Berechnung der Gesamtnote werden die Noten aller drei Abschnitte gleichgewichtet gemittelt.

1.1.1 Schriftlicher Teil

Der schriftliche Teil der Prüfung ist bundesweit identisch. Er wird daher für alle Universitäten zeitgleich durchgeführt. Sowohl im Ersten als auch im Zweiten Abschnitt müssen 320 MC-Fragen beantwortet werden, bei denen jeweils eine aus fünf vorgegebenen Antwortalternativen auf einem Computerbogen anzukreuzen ist. Um Täuschungsversuchen entgegenzuwirken, wird mit jeweils zwei Klausurversionen (Auflage A und B) gearbeitet. Dabei sind die Fragen zwar identisch, erscheinen aber in unterschiedlicher Reihenfolge. Die Prüfung ist in jedem Fall bestanden, wenn mindestens 60 % der Prüfungsfragen richtig beantwortet wurden. Hierbei ist es völlig gleichgültig, in welchem Teilgebiet diese Punkte geholt werden.

Schriftlicher Teil Physikum

Der schriftliche Teil des Physikums erstreckt sich über zwei Tage.
Im Frühjahr findet das Examen Mitte März und im Herbst Ende August statt. Die genauen Termine findest du unter www.impp.de.
An jedem Tag werden 160 Fragen gestellt, die in vier Stunden gelöst werden müssen. Am ersten Tag werden die Fächer Chemie und Physik (je 20 Fragen) sowie Biochemie und Physiologie (je 60 Fragen) geprüft, am zweiten Tag sind es Biologie und Histologie (je 20 Fragen), Anatomie (60 Fragen) sowie Medizinische Psychologie/Soziologie (60 Fragen).

Schriftlicher Teil Hammerexamen

Für die 320 Fragen des Hammerexamens stehen an drei Tagen jeweils fünf Stunden zur Bearbeitung zur Verfügung. Somit werden an jedem der drei Tage 106 bis 108 Fragen gestellt. Jeder Tag beginnt mit ca. 50 sog. Einzelfragen. Hier finden sich alle Informationen zur Beantwortung der Frage im Fragentext selbst. Es folgen dann pro Tag vier bis fünf Fälle. Eine Falldarstellung erstreckt sich über knapp zwei Seiten. Anschließend werden ca. 10–15 Fragen gestellt, die sich auf diesen Fall beziehen. Anders als im Physikum besteht hier keine feste Zuordnung zwischen Prüfungstag und geprüften Fächern. Dies variiert von Examen zu Examen.

Übrigens ...
Außer Naturalien zur Aufrechterhaltung des Blutzuckerspiegels (z. B. Schokolade, O-Saft etc.) sind KEINE weiteren Hilfsmittel (Taschenrechner, Handys etc.) erlaubt.

1.1.2 Mündlicher Teil

Die mündlichen Prüfungen finden in Gruppen von bis zu vier Studenten statt. Auch die Prüfer treten in Gruppen an. Die mündliche Prüfung ist bestanden, wenn der Prüfling mindestens die Note „ausreichend“ erhalten hat. Die Prüfungskommission trifft ihre Entscheidung mit Stimmenmehrheit. Bei Stimmengleichheit gibt die Stimme des Vorsitzenden den Ausschlag.

Mündlicher Teil
1. Abschnitt der Ärztlichen Prüfung

Die mündlichen Prüfungstermine liegen in der Regel nach der schriftlichen Prüfung. An einigen Universitäten werden die mündlichen Prüfungen auch vorgezogen und finden vor den schriftlichen Terminen statt. Gegenstand der mündlichen Physikumsprüfung sind die Fächer Physiologie, Anatomie (inkl. Histologie) und Biochemie. Pro Termin werden maximal vier Prüflinge von einer mehrköpfigen Kommission geprüft. Die Prüfungskommission besteht aus einem Vorsitzenden und zwei, höchstens drei weiteren Mitgliedern. Die Prüfung dauert mindestens 45 und höchstens 60 Minuten je Prüfling.

Mündlicher Teil
3. Abschnitt der Ärztlichen Prüfung

Die mündlichen Prüfungen dieses Abschnittes werden nach dem PJ, also im Sommer im Mai/Juni bzw. November/Dezember, abgenommen. Gegenstand dieser mündlichen Prüfung sind die Fächer Innere Medizin, Chirurgie, das PJ-Wahlfach sowie ein beliebiges viertes Fach.
Pro Termin werden maximal vier Prüflinge von einer mehrköpfigen Kommission geprüft. Die Prüfungskommission besteht aus einem Vorsitzenden und drei, höchstens vier weiteren Mitgliedern. Als Mitglieder können auch der Universität nicht angehörende Ärzte bestellt werden. Die Prüfung erstreckt sich über zwei Tage und dauert jeweils mindestens 45 und höchstens 60 Minuten je Prüfling. Am ersten Tag erfolgt die praktische Prüfung mit Patientenvorstellung aus der Inneren, der Chirurgie oder dem Wahlfach. Außerdem wird dem Prüfling noch vor dem Prüfungstermin ein Patient zur Anamneseerhebung zugewiesen, über den ein Bericht geschrieben werden muss, der ebenfalls in die Bewertung einbezogen wird.

1.2 Anmeldung zur Prüfung

Sobald du die erforderlichen Scheine und sonstigen Nachweise ergattert hast, kannst du dich beim zuständigen Prüfungsamt anmelden.
Für Physikum und Hammerexamen gelten dieselben Fristen:
- am 10.1. ist Anmeldeschluss für das Frühjahrsexamen,
- am 10.6. ist Anmeldeschluss für das Herbstexamen.

Anmeldungen, die nach dem offiziellen Meldeschluss eingehen, werden nicht mehr akzeptiert.

Übrigens ...
Für diejenigen, die bei ihrer Anmeldung nicht alle erforderlichen Scheine dabei hatten, gibt es eine Nachreichfrist. Diese Frist wird von den Prüfungsämtern vor Ort festgelegt.

1.3 Rücktritt von der Prüfung

Wer bis zum Ende der Nachreichfrist entweder seine Anmeldung (schriftlich!) zurückzieht oder nicht alle erforderlichen Scheine vorlegt, kann nicht zur Prüfung antreten. Eine zurückgezogene Anmeldung oder die Nichtzulassung zur Prüfung haben keine weiteren Folgen, d. h. sie werden nicht als Prüfungsversuch gewertet. Dies ist kein unwichtiges Detail, denn immerhin hat man insgesamt nur drei Versuche! Wer innerhalb der Nachreichfrist seine Anmeldung zur Prüfung nicht zurückgenommen und alle erforderlichen Zulassungsbedingungen erfüllt hat, wird nach Ablauf der Nachreichfrist zugelassen.

1.3.1 Rücktrittsfristen

Ca. 3–4 Wochen vor dem **schriftlichen Teil** der Prüfung wird die Zulassung offiziell schriftlich bestätigt. Daher sollte man sicherstellen, dass unter der angegebenen Zustelladresse auch wirklich jemand erreichbar ist.

Übrigens ...
Ab Zustellung der Zulassung kann ein Rücktritt von der Prüfung oder eine Befreiung von der Zulassung nur aus wirklich wichtigem Grund erfolgen. Wer diesen Schritt in Erwägung zieht, sollte sich sicherheitshalber (z. B. anwaltlich) beraten lassen.

10–14 Tage vor dem **mündlichen Physikum** werden an den meisten Unis die Ladungen für diesen Prüfungsteil per Einschreiben an die Prüflinge verschickt. Ein folgenloser Rücktritt von der Prüfung ist jetzt ebenfalls nur noch aus wichtigem Grund möglich.

1

1.3.2 Rücktritt aus Krankheitsgründen

Am häufigsten wird ein Rücktritt von der Prüfung mit Krankheit begründet. Als Allererstes sollte in diesem Fall das Landesprüfungsamt telefonisch informiert werden. Außerhalb der Geschäftszeiten kann eine entsprechende Nachricht auf dem Anrufbeantworter hinterlassen werden. Eine anschließende **schriftliche Rücktrittserklärung** ist allerdings in jedem Fall erforderlich.
Beim Rücktritt aus Krankheitsgründen ist zu beachten, dass alle Prüfungsämter hierfür ein ärztliches, die meisten Ämter sogar ein amtsärztliches Attest verlangen. Nach neuer AO kann das Attest durch einen vom Landesprüfungsamt benannten beliebigen Arzt gefordert werden.
Betroffene sollten daher zunächst ihren Hausarzt aufsuchen. Stellt dieser fest, dass eine Prüfungsteilnahme aus gesundheitlichen Gründen nicht möglich ist, sollte man sich umgehend mit dem Prüfungsamt in Verbindung setzen, um das weitere Vorgehen zu klären, da die abschließende Entscheidung über die krankheitsbedingte Prüfungsunfähigkeit ALLEIN das Landesprüfungsamt trifft.

Übrigens ...
Im Fall eines positiven Bescheids gilt der Prüfungsabschnitt oder der Prüfungsteil als nicht unternommen. Wird dagegen trotz eines ärztlichen Attests der Rücktritt nicht akzeptiert, gilt der Prüfungsteil als nicht bestanden.

1.4 Mitteilung der Prüfungsergebnisse

3–4 Wochen nach der schriftlichen Prüfung werden die Prüfungsergebnisse den Kandidaten per Post zugestellt. Nichts für schwache Nerven, aber dennoch verständlich, wenn man das Prozedere kennt:
In der Zeit zwischen der Prüfung und der Bekanntgabe der offiziellen Ergebnisse werden die Fragen vom IMPP anhand der Itemstatistiken (u. a. Trennschärfe und Schwierigkeitsgrad) und aufgrund kritischer Rückmeldungen nochmals überprüft. Wenn dabei auffällt, dass eine Frage fehlerhaft ist, wird sie aus der Wertung genommen, sodass erst relativ spät die mathematische Basis für die Berechnung der Bestehensgrenze gegeben ist.
Wer darauf nicht warten will oder kann, orientiert sich an der MEDI-LEARN-Examensauswertung, die taggleich zur schriftlichen Prüfung online unter der Adresse www.medi-learn.de abrufbar ist.

Übrigens ...
Mit einer durchschnittlichen Übereinstimmung zum IMPP von 99 % werden die MEDI-LEARN Ergebnisse in Studentenkreisen seit Jahren als „quasi-offiziell" gehandelt.

1.4.1 Bestehensgrenze

Das schriftliche Physikum ist ab der Note 4 bestanden. Die hierfür zu erreichende Punktzahl variiert jedoch von Prüfung zu Prüfung. Eine feste Bestehensgrenze, die für jedes Examen gilt, gibt es nämlich nicht. Sie wird in jedem Examen neu berechnet und steht daher immer erst nach Bekanntgabe der offiziellen Ergebnisse fest.
Ursache hierfür ist die Gleitklausel, die zweierlei besagt: Die schriftliche Prüfung ist dann bestanden,

1. wenn mindestens 60 von Hundert der gestellten Prüfungsfragen richtig beantwortet wurden, also 60 % der gestellten Prüfungsfragen korrekt beantwortet sind, **oder**
2. wenn die Zahl der richtig beantworteten Fragen um nicht mehr als 22 von Hundert die durchschnittlichen Prüfungsleistungen derjenigen Prüflinge unterschreitet, die nach der Mindeststudienzeit erstmals an der Prüfung teilgenommen haben. Man darf also höchstens 22 % unter der durchschnittlichen Punktzahl der Erstschreiber nach dem vierten Semester liegen. Alles klar?

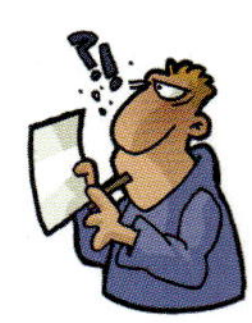

Da sich die durchschnittlichen Prüfungsleistungen dieser pünktlichen Erstschreiber nicht vorhersagen lässt, steht auch die Bestehensgrenze im Vorfeld des Physikums nicht fest.

Übrigens ...
In jüngster Vergangenheit lagen die Bestehensgrenzen im Physikum zwischen 178 und 188 Punkten, im Hammerexamen zwischen 189 und 192 Punkten. Eine ausführliche Tabelle der Bestehens- und Notengrenzen findest du im Anhang.

1.4.2 Notengrenzen

Wie so Vieles im Leben der Medizinstudenten regelt auch diesen Teil die Approbationsordnung. Diese besagt, dass

- es die Traumnote 1 gibt, wenn man die Bestehensgrenze erreicht und darüber hinaus mindestens 75 % der noch verbleibenden Fragen richtig beantwortet hat.
- man auf eine 2 stolz sein darf, wenn man nach Erreichen der Bestehensgrenze zwischen 50 und 75 % der noch verbleibenden Fragen richtig gelöst hat.
- man befriedigt nach Hause gehen darf, wenn man nach Erreichen der Bestehensgrenze zwischen 25 und 50 % der noch verbleibenden Fragen richtig gelöst hat (Note 3).
- man das schriftliche Physikum in der Tasche hat, wenn man die Bestehensgrenze erreicht, aber weniger als 25 % der noch verbleibenden Fragen richtig gelöst hat (Note 4).

Im Klartext:
Bei 320 gewerteten Fragen und einer durchschnittlichen Leistung der Studenten in Regelstudienzeit von 230 Punkten läge die Bestehensgrenze bei 180 Punkten.
Man würde die

- Note 1 ab 286 Punkten,
- Note 2 von 250 bis 285 Punkten,
- Note 3 von 219 bis 249 Punkten,
- Note 4 von 180 bis 218 Punkten

erhalten.

1.4.3 Gesamtnote

In die Gesamtnote fließt das Ergebnis des schriftlichen und mündlichen Teils gleich gewichtet ein. Dennoch kann eine mangelhafte Note in einem Prüfungsteil nicht durch eine gute Leistung in dem jeweils anderen Prüfungsteil ausgeglichen werden. Der nicht ausreichende Prüfungsteil muss wiederholt werden.

Jeder Prüfungsteil kann dabei zweimal wiederholt werden. Eine weitere Wiederholung ist auch nach erneutem Medizinstudium NICHT zulässig. Ein bestandener Prüfungsteil darf nicht wiederholt werden. Die zuständige Stelle hat den Prüfling zur Wiederholung eines Prüfungsabschnittes oder eines Prüfungsteils zum nächsten Prüfungstermin von Amts wegen zu laden.

1.5 Widerspruch gegen die Prüfungsergebnisse

Ist man mit seinem Prüfungsergebnis unzufrieden, so stehen als Widerspruchsmöglichkeiten

- die Rüge und
- der Einspruch

zur Verfügung.

1.5.1 Fragenrügen

Medizinerprüfungen haben eine Besonderheit: das Multiple-Choice-System.
Erfahrungsgemäß unterlaufen jedoch selbst den Fragefüchsen vom IMPP regelmäßig kleine Fauxpas in Form von fehlerhaft gestellten Aufgaben. Fehlen bei einer Prüfung nicht mehr als 1–2 Punkte zum Erreichen der Bestehensgrenze oder der nächsthöheren Notenstufe, sollte man einen Widerspruch in Erwägung ziehen, um sich alle Chancen für eine nachträgliche Punktegutschrift offen zu halten.
Das Bundesverfassungsgericht hat darüber hinaus in einer sehr weitreichenden Entscheidung aus dem Jahr 1991 festgestellt, dass

Studenten einen **Antwortspielraum** haben. Danach muss eine Frage gutgeschrieben werden, wenn man beweisen kann, dass die eigene Lösung neben derjenigen des IMPP richtig ist. Maßstab ist hier die Ausbildungsliteratur, wobei in der Regel ein Standardwerk (in der Anatomie z. B. der Atlas von Netter) ausreicht.

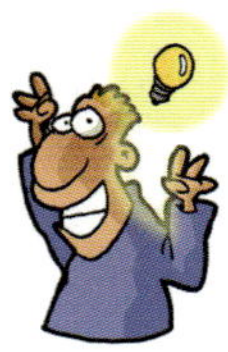

Übrigens ...
Hinweise auf strittige Fragen als Basis für ein eventuelles Fragenrügen findest du während und nach der MEDI-LEARN-Examensauswertung online in den entsprechenden Foren unter der Adresse:
www.medi-learn.de/foren

1.5.2 Einspruch gegen die mündliche Note

Wer die mündliche Prüfung nicht besteht oder mit dem Notenergebnis nicht einverstanden ist, sollte am Ende der Prüfung den Prüfer um Erläuterung bitten. Dieser ist **verpflichtet**, daraufhin die Stärken und Schwächen des Kandidaten im Prüfungsgespräch einzeln darzulegen. Darüber hinaus ist er **gehalten**, insbesondere zu begründen, warum man eine bestimmte (schlechte) Note erhalten oder nicht bestanden hat.

Wird dies verweigert, sollte man sich sofort schriftlich an das Prüfungsamt wenden. Gibt es nämlich keine Begründung, ist die Prüfungsentscheidung aufzuheben und man hat einen neuen Versuch.

Übrigens ...
Grundlage für die Erläuterung des Prüfers ist das Prüfungsprotokoll, das von jeder Prüfung angefertigt werden muss. Hierfür ist zwingend vorgeschrieben, dass die einzelnen Themengebiete, Leistungen, Stärken und Schwächen der Kandidaten notiert werden. Im Streitfall ist das Prüfungsprotokoll daher unter Umständen ein wertvolles Dokument.

2 Lernen wie die Profis

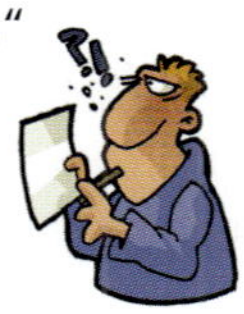

„Ich weiß, dass ich nichts weiß ..." Dieses resignierende Fazit ist häufig die magere Ausbeute einer wochenlangen, nervenaufreibenden Prüfungsvorbereitung.

Nebulöse Vorstellungen vom richtigen Weg zum Prüfungserfolg erzeugen Unsicherheit und Zweifel über das Was, Wann und Wie des Lernens. Nicht selten werden lernstrategische Entscheidungen willkürlich, ja geradezu wahllos getroffen, frei nach dem Motto: „Vorwärts und nicht(s) vergessen ..."

So lässt man sich treiben – von Fach zu Fach, von Thema zu Thema, bis der herangerückte Prüfungstermin diesem Treiben ein jähes Ende bereitet.

Was am Ende bleibt, ist der sprichwörtliche Mut zur Lücke, der sich in der Prüfung leider rasch verflüchtigt, während die Lücke in unschöner Deutlichkeit bleibt.

Trotz dieses Szenarios ist die Lage keineswegs hoffnungslos, denn: Man muss kein Überflieger sein, um sich eine realistische Bestehenschance zu erarbeiten. Eine sinnvolle Stoffauswahl, eine individuell angemessene Lern- und Zeitplanung sowie das Beherzigen lernpsychologischer Erkenntnisse sind eine sichere Basis für den angepeilten Erfolg.

2.1 Richtige Stoffauswahl

Angesichts der enormen Stofffülle können logischerweise nicht 100 % eines Prüfungsfachs gelernt werden. Um Aufwand und Nutzen in ein sinnvolles Verhältnis zu stellen, empfiehlt es sich daher, zunächst den **relevanten Prüfungsstoff** zu isolieren.

2.1.1 GK – Ganz klar? Die Prüfungsinhalte nach dem Gegenstandskatalog

Laut § 14 der AO sollen sich die Länder einer Einrichtung bedienen, „die die Aufgabe hat, Prüfungsaufgaben für Prüfungen im Rahmen der ärztlichen Ausbildung sowie eine Übersicht von Gegenständen, auf die sich die schriftlichen Prüfungen beziehen können, zusammenzustellen".

Diese Aufgabe übernimmt das Institut für medizinische und pharmazeutische Prüfungsfragen (IMPP).

Eine Übersicht über die Prüfungsgegenstände veröffentlicht das IMPP in Form des sog. Gegenstandskatalogs.

Der aktuelle Gegenstandskatalog für den Ersten und Zweiten Abschnitt ist als PDF direkt auf der Internetseite des IMPP kostenlos erhältlich.

Die Gegenstandskataloge für die beiden Abschnitte der Ärztlichen Prüfungen sind leider so allgemein formuliert, dass alle nur denkbaren Fragen gestellt werden können.

Besonders deutlich wird dies beim Hammerexamen. Anders als in der Vergangenheit ist der neue Gegenstandskatalog nicht einmal mehr nach Fächern gegliedert. Um der im Gesetzestext geforderten Maxime fächerübergreifender Prüfungen gerecht zu werden, listet und differenziert er den Prüfungsstoff nach „Gesundheitsstörungen" und „Krankheitsbildern".

Im Vorwort des Gegenstandskatalogs heißt es dazu: „In Teil 1, Gesundheitsstörungen, werden im wesentlichen Krankheitszeichen (z. B. Beschwerden, Symptome, Befunde) aufgeführt. Teil 2 nennt Krankheitsbilder und greift hierbei die Systematik der ICD-10 auf."

Prüfungsinhalte der Kategorie „Gesundheitsstörungen"

Der 1. Teil des Gegenstandskatalogs listet ca. 300 Gesundheitsstörungen auf, die in alphabetischer Sortierung jeweils folgenden Organsystemen zugeordnet sind:

1.0	Allgemeine Symptome und Befunde
2.0	Haut, Unterhaut, Haare, Schleimhaut, Lymphknoten
3.0	Kreislaufsystem
4.0	Atmungssystem
5.0	Verdauungssystem
6.0	Abdomen
7.0	Ernährungsstörungen
8.0	Stoffwechsel, Endokrinium, Immunsystem
9.0	Skelett, Bewegungssystem
10.0	Harntrakt
11.0	Genitalorgane allgemein
12.0	Männliche Genitalorgane
13.0	Weibliche Genitalorgane
14.0	Schwangerschaft, Wochenbett, Säuglingsalter
15.0	Wachstum, Entwicklung
16.0	Augen
17.0	Ohren
18.0	Nase, Geruchs- und Geschmackssinn
19.0	Neurologische Störungen
20.0	Sprache, Sprechen, Stimme
21.0	Schmerzen
22.0	Psychische Störungen, Verhaltensstörungen, psychosoziale Probleme

Tab. 1: Relevante Organsysteme

Leider ist die Nennung der Gesundheitsstörungen sehr allgemein gehalten, sodass sich hieraus keine Eingrenzung des Prüfungsstoffs ableiten lässt.
So sind unter Punkt 22.15 „Gedächtnisstörungen" genannt, die jedoch wiederum eine Vielzahl weiterer Symptome umfassen. Auch diese könnten potenziell dem Prüfungsstoff zuzuordnen sein.

Prüfungsinhalte der Kategorie „Krankheitsbilder"

Teil 2 des Gegenstandskatalogs bildet bei Nennung der Krankheitsbilder den ICD-10 (International Classification of Diseases) ab. Sehr seltene Krankheitsbilder wurden dabei nicht übernommen, sodass etwa 10–20 % der im ICD-10 genannten Krankheitsbilder nicht im Gegenstandskatalog enthalten sind.
Bedenkt man, dass sich mit dem ICD-10 alle bekannten Erkrankungen klassifizieren lassen, bedeuten diese 10–20 % im GK unerwähnten Erkrankungen dennoch keine wirkliche Einschränkung des Prüfungsstoffs.
Das IMPP führt darüber hinaus im Vorwort zum Gegenstandskatalog aus, dass sich über den in § 29 und in Anlage 15 der neuen AO vorgegebenen inhaltlichen Rahmen hinaus „... wie in der Vergangenheit nur höchst ausnahmsweise die Notwendigkeit ergeben dürfte, Krankheitsbilder bzw. Gesundheitsstörungen zu thematisieren, die nicht im GK angesprochen sind."
Auch mit dieser vage gehaltenen Absichtserklärung liefert das IMPP kaum hilfreiche Hinweise auf den tatsächlichen Prüfungsstoff. Der Prüfungsstoff kann demnach über das im GK thematisierte hinausgehen, muss es aber nicht.
Schon in der Vergangenheit bot der Gegenstandskatalog keine brauchbare Orientierung bei der Prüfungsvorbereitung. Themen, zu denen niemals auch nur eine Frage gestellt wurde, wurden gleichwertig neben Themen gelistet, die in den Examina immer und zahlreich gefragt wurden. Die Gründe hierfür sind vermutlich in der unterschiedlichen Eignung der Themen für die spezifische MC-Frageform sowie in den inhaltlichen Vorlieben einzelner Fragensteller zu sehen.
Die verlässlichsten Hinweise auf die Inhalte künftiger Examina ergaben sich also auch in der Vergangenheit weder durch die ge-

setzlich (sehr allgemein) formulierten Inhalte noch durch den Gegenstandskatalog. Vielmehr lieferte das Studium der Altfragen die besten Erkenntnisse.
Auch wenn das IMPP die Kalkulierbarkeit der Prüfung dadurch einschränken wollte, dass es die Fragenzahl einzelner Fächer und Themen von Termin zu Termin variierte, damit „... unerwünschten Prüfungsvorbereitungsstrategien („Abwahl" bestimmter Gebiete) in gewissem Umfang entgegengewirkt werden" kann (aus: „So entsteht ein Examen", auf www.impp.de), so sind es eben doch die vergangenen Examina, die den verlässlichsten Hinweis auf die Inhalte der kommenden Examensthemen liefern.

2.1.2 Altfragen, der Schlüssel zum Erfolg

Unsere regelmäßigen Analysen der Examensfragen ergeben, dass ca. 80 bis 90 % der Prüfungsinhalte in ähnlicher Form schon einmal gefragt wurden.
Die Kunst der Examensvorbereitung besteht nun darin, diese Themen zu erkennen und das für die Beantwortung dieser Fragen notwendige Wissen zu erwerben.
Dies geschieht am besten, in dem man die Altfragen daraufhin analysiert, welches Minimalwissen erforderlich ist, um die Frage zu beantworten.
Das klingt zunächst trivial. Leider ist es jedoch so, dass die meisten Studenten die Altfragen mit dem Ehrgeiz bearbeiten, alle in der Frage genannten medizinischen Begriffe zu erklären und so den Blick für das Wesentliche verlieren.
Da aber in der Frage neben der einen geforderten Lösung noch vier weitere Antworten angeboten werden müssen, stammen diese nicht selten aus Randbereichen der Medizin. Beim Kreuzen führen diese Distraktoren in Versuchung, sich auch mit diesen Randgebieten zu beschäftigen, wodurch der Eindruck entsteht, in der Prüfung würden nur unzusammenhängende Detailfragen gestellt.

Übrigens ...
Beschränkt man sich beim Kreuzen auf das für die Lösung der Frage notwendige Minimalwissen, erkennt man sehr schnell, dass sich die meisten Prüfungsthemen auf Kerninhalte beziehen und darüber hinaus noch von Prüfung zu Prüfung wiederholen.

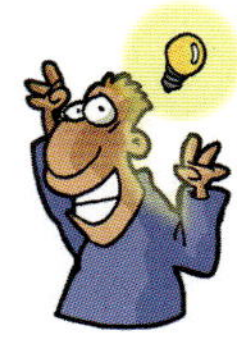

2.1.3 Historische Themen? – Nein danke!

Da du nun weißt, dass die richtige Bearbeitung von Altfragen für eine effektive Prüfungsvorbereitung unumgänglich ist, stellt sich die Frage, wie weit man hierbei in die Vergangenheit gehen soll.
Um uns der Antwort auf diese Frage zu nähern, haben wir Wiederholungsfragen, d. h. Fragen, die wörtlich wieder gestellt wurden, daraufhin analysiert, welcher zeitliche Abstand zwischen ihrem ersten und zweiten Erscheinen vergeht.
Wir haben einen Betrachtungszeitraum von 10,5 Jahren gewählt und alle 1260 Psychologiefragen der insgesamt 21 Examenstermine auf Wiederholungsfragen untersucht. Insgesamt wurden 129 Wiederholungsfragen gestellt.
Bei lediglich vier Fragen ist nur ein Semester zwischen der ersten und zweiten Wiederholungsfrage vergangen. Bei acht Fragen sind es zwei Semester. Drei Semester später werden die meisten Wiederholungsfragen gestellt: In unserem Fall waren es 30. Der Anteil an Wiederholungsfragen nimmt dann stetig und fast linear wieder ab. Nach ca. elf Examina sind mit über 90 % der insgesamt gefundenen Wiederholungsfragen fast alle gestellt worden.
Kumuliert man die Zahl der Wiederholungsfragen, so ergibt sich, dass man über 90 % der erwarteten Wiederholungsfragen gesehen hat, wenn die letzten zehn Examina gekreuzt wurden (s. Abb. 1, S. 10).

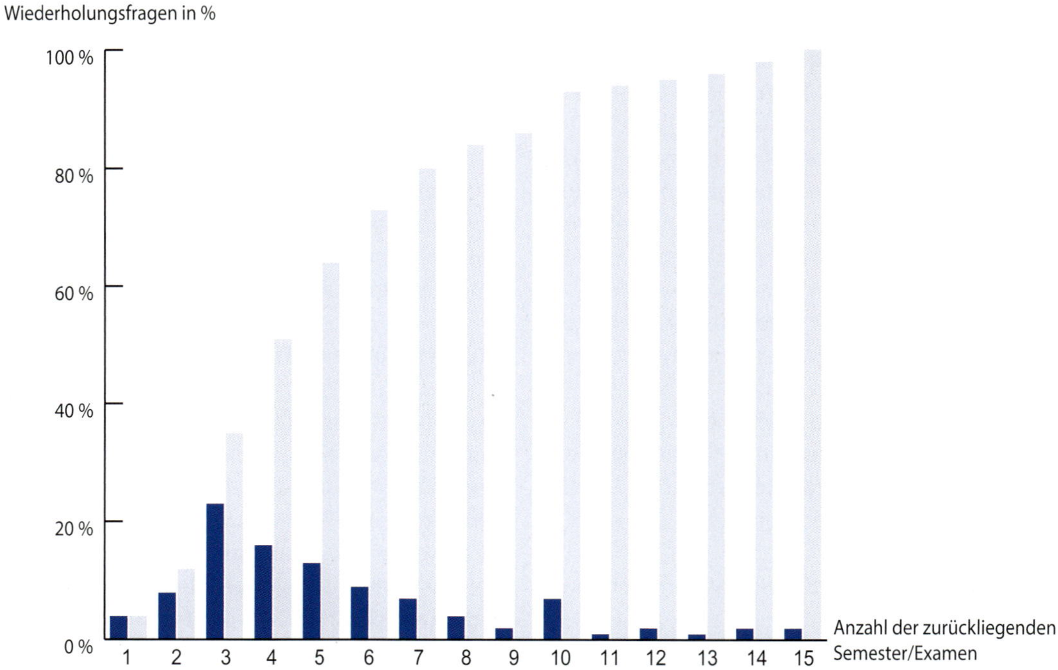

	1	2	3	4	5	6	7	8	9	10	11	12	13	14	15
Reihe 1	4%	8%	23%	16%	13%	9%	7%	4%	2%	7%	1%	2%	1%	2%	2%
Reihe 2	4%	12%	35%	51%	64%	73%	80%	84%	86%	93%	94%	95%	96%	98%	100%

In Reihe 1 sieht man, dass nur 4 % der Wiederholungsfragen aus dem Examen stammen, das nur ein Semester vorher geschrieben wurde, 8 % stammen aus dem Examen vor zwei Semestern, 23 % stammen aus dem Examen vor drei Semestern usw.

In Reihe 2 wurden die Werte aus Reihe 1 kumuliert. So erkennt man, dass die letzten vier Examina bereits etwas mehr als 50 % und die letzten zehn Examina mehr als 90 % der Wiederholungsfragen enthalten.

Abb. 1: Verteilung der Wiederholungsfragen

Fazit: Wer mit einer prüfungsrelevanten Stoffauswahl trainieren möchte, sollte die letzten zehn Examina gekreuzt haben.

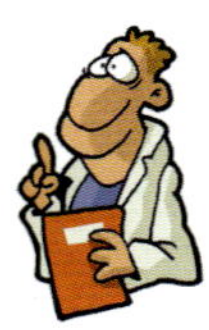

2.1.4 Schriftliches und mündliches Prüfungswissen – getrennte Welten?

Viele Studenten bemängeln, dass das erforderliche Wissen für die schriftliche und mündliche Prüfung nicht oder nur wenig übereinstimmt und somit doppelt gelernt werden muss.

Aus unserer Sicht trifft dies allerdings nicht ganz zu. Unsere jahrelange Fragenanalyse mündet in das unpopuläre Fazit, dass ein **großer Teil** dessen, was das IMPP fragt, **gleichzeitig** auch für das **mündliche Prüfungsgespräch** geeignet ist. Ein kleinerer Teil der Fragen ist knifflig und ein ganz geringer Teil auch strittig, weil Aufgaben entweder zweideutig formuliert sind oder auf Inhalte abzielen, die erst in einem späteren Studienabschnitt gelehrt werden.

Es ist unstrittig, dass in den Fragen des schriftlichen Examens Begriffe verwendet werden, die tatsächlich bis in die Randbereiche des medizinischen Wissens reichen. Bei genauerer Betrachtung werden sie jedoch NICHT für die Lösung der Aufgabe vorausgesetzt.

Folgt man den Erfahrungsberichten (leid-)geprüfter Kommilitoninnen und Kommilitonen oder erinnert man sich an eigene Prüfungen, gewinnt man zwangsläufig den Eindruck, der überwiegende Anteil der Fragen sei spitzfindig, hochkompliziert und einfach unfair! Zeigarnik sei Dank entpuppen sich jedoch solche Wahrnehmungen meist als Zerrbild der Realität.

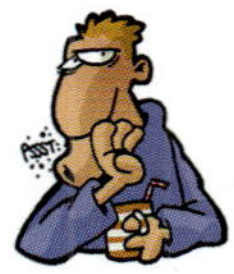

Übrigens ...
Der in der Psychologie bekannte Zeigarnik-Effekt beschreibt die Tatsache, dass wir **unerledigte** Dinge besonders gut und lange behalten. Demzufolge behalten wir diejenigen Prüfungsfragen am besten, die wir NICHT beantworten konnten und überliefern sie in nicht gerade ermutigenden Erfahrungsberichten der Nachwelt. Dass ein ungebührlicher Schwierigkeitsgrad der gestellten Fragen ursächlich für unser Nicht-Wissen war, ist dabei eine zur Aufrechterhaltung unseres Selbstbewusstseins notwendige Annahme.

Entgegen solcher „Frontberichte" fällt jedoch sicher niemand durch, nur weil er bei exotischen Themen oder spitzfindigen Fragestellungen passen muss. Betrachtet man nämlich den Wissensschatz, der ausreicht, um das schriftliche Examen sicher zu bestehen, so umfasst dieser in erster Linie **Grundlagen** und die Kenntnis **großer Zusammenhänge**, wie sie auch in mündlichen Prüfungen immer wieder gefragt werden. Trotz dieser Tatsachen wird insbesondere in Bezug auf das Prüfungsgespräch immer wieder eine hemmungslose Prüferwillkür beklagt, der selbst gut vorbereitete Kandidaten zum Opfer fallen. Doch die Tatsache, dass die mündlichen Prüfungen bundesweit um etwa eine Note besser bewertet werden als die schriftlichen, lässt die Wahrscheinlichkeit, von einem besonders harten Prüfer rausgeprüft zu werden, eher gering erscheinen.

2.2 Individuelle Zeitplanung – Was, wann, wie und wie viel ...?

In kaum einem anderen Bereich der Prüfungsvorbereitung gibt es derart viele unterschiedliche Auffassungen. Ob genial-chaotisches Laisser-faire oder das Arbeiten nach festen Größen wie Aufnahmefähigkeit und Biorhythmus: Individualität als Lernprinzip verheißt nur dann Erfolg, wenn sie Teil eines durchdachten Systems ist.
Wer das Etappenziel der prüfungsrelevanten Stoffauswahl und -eingrenzung erreicht hat, sollte sich daher der Erstellung eines geeigneten Zeitplans widmen. Dabei sollten die individuelle Zeitkapazität und tatsächliche Lernleistung ebenso Berücksichtigung finden wie die Gewichtung der vorgesehenen Arbeitszeit nach Prüfungsschwerpunkten.

2.2.1 Grobplanung

Für die grobe Zeitplanung eignet sich ein Kalender, auf dem als Eckdaten zunächst der Tag des Lernbeginns und der Examenstermin eingetragen werden.
Um realistisch zu bleiben, werden im nächsten Schritt sämtliche Tage, an denen man nicht lernen kann oder will, gestrichen. Dabei sind Job- und Semesterverpflichtungen eine ebenso abzugsfähige Größe wie der Geburtstag von Tante Berta oder der erfahrungsgemäß verkaterte Tag nach der Party beim besten Kumpel. Ein schlechtes Gewissen ist dabei völlig deplatziert, denn: Bei einer langfristig angelegten Prüfungsvorbereitung sind **Pausen** als Energiequelle und Zwischenmotivation unerlässlich und – so unglaublich das klingen mag – leistungssteigernd.

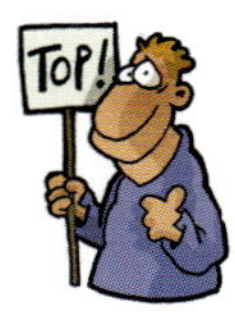

Die Erfahrung zeigt, dass ein Plan ohne vorgesehene Pausen so gut wie nie eingehalten wird. Früher oder später nimmt sich jeder seine unvermeidbare Auszeit, deren Erholungswert wegen des prompt einsetzenden schlechten Gewissens jedoch gegen Null tendiert.

Sollte allerdings unvorhergesehenerweise geplante Lernzeit entfallen, muss neu disponiert werden. Je nach Wichtigkeit des betroffenen Themas kann dieses auf die noch verbleibende Lernzeit verteilt oder – bei nur geringem Fragenanteil in der Prüfung – einfach gestrichen werden. Achtung: Dieses Vorgehen sollte die Ausnahme sein!

Übrigens ...
Wer unsere Ausführungen zur individuellen Zeitplanung zwar überzeugend findet, jedoch den damit verbundenen Aufwand scheut, sei auf die MEDI-LEARN Lernpläne hingewiesen: www.medi-learn.de/planer
Hier findest du einen 30-Tage-Lernplan für das Physikum und einen 100-Tage-Lernplan für das Hammerexamen.

2.2.2 Planung des Tagesablaufs

Um dem stets lauernden Schlendrian keine Chance zu geben, sollten bei der Planung des Tagesablaufs **feste Zeiten** eingerichtet werden. Als realistischer Richtwert für ein konzentriertes Arbeiten kann eine Zeit von ca. 6–8 Stunden täglich angenommen werden. Wichtig ist dabei, dass **ausreichend Pausen** eingeplant werden. Etwa stündlich solltest du dir eine Unterbrechung von zehn Minuten gönnen – länger ist nicht nötig, da der Erholungswert zu Pausenbeginn am größten ist. Nach ca. drei Stunden Lernzeit brauchen Körper und Geist dann eine längere Pause zum Regenerieren.
Bei der Verteilung der einzelnen Lerntätigkeiten auf die tägliche Arbeitszeit sollten physiologische Einschränkungen unbedingt berücksichtigt werden:

- Maximal 3–4 Stunden täglich können mit Lernen, d. h. der Aufnahme neuer Informationen verbracht werden, da diese Tätigkeit ein hohes Maß an Konzentration erfordert. Entsprechend sollte das Lernen in leistungsstarken Phasen (in der Regel am Vormittag und am späten Nachmittag) erfolgen.
- Die übrige Zeit sollte für Lerntätigkeiten verwendet werden, die weniger beanspruchend sind, wie z. B. Fragenkreuzen.
- In den Abendstunden kann Zeit zum Üben für die mündliche Prüfung eingeplant werden, wobei z. B. der Lernstoff des Vormittags vortragsweise (lautes Selbstgespräch oder Prüfungsgruppe) rekapituliert wird.

2.2.3 In drei Phasen zum Erfolg

Die Vorbereitung auf eine Prüfung erfolgt idealerweise in drei Phasen. In der Erarbeitungsphase (Phase 1) wird das Verständnis für den Stoff erworben. In der Vertiefungsphase (Phase 2) wird dieses Verständnis prüfungsrelevant vertieft. In Phase 3, dem Endspurt, erfolgt dann die Anwendung des Gelernten, indem du es unter prüfungsnahen Bedingungen trainierst.

Müssen aus Zeitmangel die Phasen verkürzt werden, so findest du im Anhang einen exemplarischen 30-Tage-Lernplan fürs Physikum und einen 100-Tage-Lernplan fürs Hammerexamen.

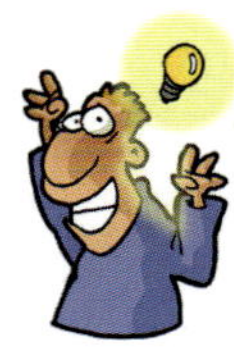

Phase 1: Erarbeitung (schon während des Semesters oder des PJ)

Die erste Phase der Examensvorbereitung ist der Erarbeitung gewidmet. In dieser Phase solltest du dich themenweise mit dem Lernstoff auseinandersetzen. Um einen Überblick zu gewinnen und als „Warm-up" sollte in dieser Phase hauptsächlich mit Kurzlehrbüchern gearbeitet werden. Ausführliche Lehrbücher können ergänzend zur punktuellen Lektüre eingesetzt werden.
Zur Festigung des Gelernten empfehlen wir, bereits in dieser Phase themenweise zu kreuzen, um rechtzeitig den Fokus auf die prüfungsrelevanten Inhalte zu lenken.

Konkret heißt das: Hast du an einem Tag z. B. das Thema „Molekularbiologie“ erarbeitet, so solltest du in Phase 1 zeitnah auch die Fragen zu diesem Thema kreuzen. So erkennst du, welche Inhalte zu diesem Thema relevant sind, um diese dann noch einmal zu vertiefen. (Die drei bis fünf jüngsten Examina sollten jedoch ausgelassen und für den Endspurt in Phase 3 aufgehoben werden.)

Phase 2: Vertiefung (vorlesungsfreie Zeit, PJ-Ende)

Die zweite Phase setzt mit der vorlesungsfreien Zeit oder dem PJ-Ende ein und dient der Festigung und Vertiefung des Gelernten. Hier sollten die Themen noch einmal systematisch, d. h. nach Kapiteln gegliedert, wiederholt werden. Parallel solltest du in dieser Phase nur noch fächer- und nicht mehr kapitelbezogen kreuzen. Konkret heißt das: Wird das Thema „Molekularbiologie“ wiederholt, sollen an diesem Tag idealerweise auch alle Biochemiefragen eines kompletten Examens gekreuzt werden.

Durch dieses Verfahren wird der Lernzuwachs von Tag zu Tag deutlich erkennbar. Natürlich wirst du zu Beginn der Arbeit in einem Fach bei der täglichen Bearbeitung eines kompletten Examens mit Themen konfrontiert, die möglicherweise erst in den kommenden Tagen wiederholt werden. Dennoch ist diese Vorgehensweise definitiv sinnvoll, da eine Vorab-Beschäftigung mit noch zu wiederholenden Themen deren Verarbeitungstiefe fördert.

Phase 3: Endspurt

In der dritten und letzten Phase sollten die aktuellsten Examina tageweise weggekreuzt werden.
Praktisch heißt das, dass im tageweisen Wechsel die aktuellsten Examina bearbeitet werden sollen. So wird der Fächerwechsel innerhalb eines Examenstages trainiert.
Damit dieses Training möglichst realistisch ist, empfehlen wir, für die Generalprobe auf einen Papierausdruck zurückzugreifen und die Lösungen auf einen separaten Computerbogen zu übertragen.

3 Gedächtnisgerechtes Lernen

„Lernen kann ich – nur mit dem Behalten hapert's ..."

Wem dieses Geständnis bekannt vorkommt, dem werden die folgenden Ausführungen die Augen öffnen, denn beim Lernen gilt: Aufwand und Ertrag stehen nur dann in einem sinnvollen Verhältnis, wenn das Lernen in Einklang mit der Funktionsweise unseres Gedächtnisses erfolgt.

Zum besseren Verständnis mögen zunächst zwei Definitionen dienen:

- Als **Lernen** bezeichnet man den **Erwerb neuen Wissens**,
- als **Gedächtnis** bezeichnet man die Fähigkeit, dieses **Wissen wiederabrufbar abzuspeichern**.

Wenn das in der Prüfungsvorbereitung mühsam erworbene Wissen tatsächlich in der Prüfung verfügbar sein soll, müssen wir also gedächtnisgerecht lernen, nämlich so, dass der Prüfungsstoff dauerhaft im Gedächtnis verankert und leicht wieder hervorgeholt werden kann.

3.1 Drei Schritte zum Wissen

Grundsätzlich gilt, dass jede Information drei Stufen erklimmen muss, um im Langzeitgedächtnis für immer gespeichert zu werden:

1. Alle neu aufgenommenen Informationen bleiben zunächst für etwa 30 Sekunden als elektrische Schwingung im Ultra-Kurzzeitgedächtnis. Werden die hier eintreffenden Informationen nicht weiterverarbeitet, werden sie umgehend wieder vergessen.

> **Übrigens ...**
> Ursprünglich handelt es sich hierbei um eine körpereigene Filterfunktion, die unseren geistigen Apparat vor Überlastung schützt. Gäbe es diesen Mechanismus nicht, wäre unser Verstand angesichts der Unmenge von Informationen, die ständig auf uns einstürmen, überlastet und wir würden uns innerhalb kürzester Zeit in der Psychiatrie wiederfinden.

2. Um ausgewählte Informationen, die man behalten **will**, in die nächsthöhere Gedächtnisstufe (Kurzzeitgedächtnis) zu bringen, muss man diese Informationen gedächtnisgerecht aufbereiten. Will ich mir z. B. eine siebenstellige Zahl merken, kann ich mich besser erinnern, wenn ich Zweiergruppen bilde.
3. Durch Wiederholung gelangt die Information schließlich ins Langzeitgedächtnis und wird dort – mittels eines chemischen Vorgangs – dauerhaft gespeichert.

3.2 Wie funktioniert unser Gedächtnis?

Dörner hat in einem informationsverarbeitenden Modell den kognitiven Apparat, mit dessen Hilfe Lösungen für Probleme gefunden werden, in zwei Ebenen unterteilt: die epistemische und die heuristische Struktur. Die epistemische Struktur enthält im Gedächtnis gespeichertes Wissen über Merkmale von Objekten und Realitäten sowie Wissen über Operatoren. Wenn auf Basis der epistemischen Struktur ein Problemlöseprozess nicht gelingt, wird die heuristische Struktur aktiviert.

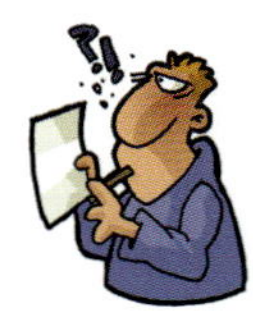

Soweit alles klar? Vermutlich nicht, und das ist kein Wunder! Denn wer mit der oben begonnenen Profi-Definition in der vorliegenden Rohversion arbeiten will, verstößt gegen alle Prinzipien gedächtnisgerechten Lernens. Nähern wir uns dem Problem also auf eine sinnvollere (gedächtnisfreundliche) Weise, und zwar mit Hilfe eines Modells.

3.2.1 Das Lageristenmodell

Wenn wir lernen, wollen wir das behalten, was wir gerade denken. Wir wollen also Inhalte aus unserem aktuellen Bewusstsein ins Langzeitgedächtnis aufnehmen. Dabei stellt man leider immer wieder fest, dass man sehr viel vergisst. Das liegt an einem Selektionsmechanismus, der unser Gedächtnis vor dem Überlaufen schützt (s. 3.1).
In diesem Modell stellt man sich das Gedächtnis als Lagerhaus vor, in das die (Lern-) Inhalte eingelagert werden sollen. Verwaltet wird das Lagerhaus von einem Lageristen, der die zuvor beschriebene Filterfunktion innehat und darüber entscheidet, welche Information eingelagert wird und welche nicht. Wenn wir also unser Gelerntes dauerhaft behalten wollen, brauchen wir die Zustimmung dieses Lageristen. Um diese zu erhalten, schicken wir einen Verkäufer – als Repräsentanten unseres aktuellen Bewusstseins – zum Lagerverwalter. Je nach Erfolg der eingesetzten Verkaufsstrategie finden nun die angebotenen Informationen Aufnahme oder nicht.
In den folgenden Abschnitten überprüfen wir einige Lernstrategien im Hinblick auf die Bereitschaft unseres Lageristen, die angebotenen Informationen in sein (Gedächtnis-)Lager aufzunehmen und dort dauerhaft und wiederabrufbar zu verwahren.

3.2.2 Struktur als Strategie

Wir gehen davon aus, dass unser Lagerist von Natur aus faul ist: Jede Anlieferung von Informationen ist ihm daher lästig. Dies um so mehr, da sein Organisationstalent begrenzt ist und er – ohne entsprechende Anweisung – neue Informationen einfach wahllos in irgendeiner Ecke seines riesigen Lagerhauses ablädt. Entsprechend stressig ist dann auch die Warenausgabe, sprich: das Wiederauffinden und Abrufen der Lagerinhalte (des Gelernten). Der Lagerist sucht und sucht, findet manchmal Teile, manchmal auch gar nichts, und WENN er etwas findet, dann oft nicht zur gewünschten Zeit.
Ein schlauer Lagerist dagegen beschriftet zunächst die Regale. Das aktuelle Bewusstsein – also der Verkäufer – kann ihm dabei helfen, indem es den Lageristen zunächst mit der Struktur des Lernstoffs vertraut macht. Damit wird das Einlagern und Abrufen von Inhalten erheblich erleichtert, und sowohl Einsatzbereitschaft als auch Orientierung des Lageristen erhöhen sich enorm.

Übrigens ...
Die hier verbildlichte Strategie des strukturierten Lernens ist überaus gedächtnisfreundlich und obendrein leicht umsetzbar. Zu Beginn des Lernprozesses muss man sich lediglich einen Überblick über die Themengliederung und damit die sachlogische Struktur der Inhalte verschaffen (z. B. mit dem Inhaltsverzeichnis guter Lehrbücher). Alle weiteren Einzelinhalte können dann problemlos zugeordnet und mit bereits vorhandenen Inhalten verknüpft werden. Sowohl die Einlagerung (Behalten) als auch das Abrufen (Erinnern) des Gelernten fallen damit wesentlich leichter.

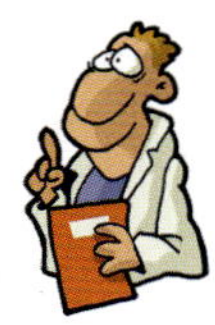

3.2.3 Motivation als Motor

Um die Bereitschaft unseres Gedächtnisverwalters zu erhöhen, die angelieferten Informationen zu archivieren, muss der Verkäufer ihn motivieren. Sollte es gelingen, die Neugier des Lageristen zu wecken – vielleicht sogar so sehr, dass er von sich aus Fragen zur angelieferten Ware hat – wird er dieses interessante Gut sicher gern in sein Lager aufnehmen und im Bedarfsfall schnell wiederfinden.
Übertragen auf die Lernsituation bedeutet dies, dass wir neue Informationen nicht wahl- und kritiklos konsumieren, sondern

uns selbst zum Lernen und Behalten motivieren sollten. Das gelingt leichter, wenn wir Fragen an den Stoff stellen, die dessen Bedeutung für uns persönlich unterstreichen. Beispielsweise: Warum haben hungernde Kinder einen Wasserbauch? Was passiert, wenn man Meerwasser trinkt? Was geschieht physiologisch, wenn ich Nikotin zu mir nehme?
Sollte es zu Beginn des Lernprozesses noch nicht möglich sein, derart tiefsinnige Fragen zu stellen, genügen zunächst auch allgemeinere Fragen wie: **Was ist das**? oder **Wie funktioniert das**?

Übrigens ...
Neben der gesteigerten Motivation, sich anhand einer konkreten Fragestellung mit dem Lernstoff zu beschäftigen, liegen auch die gedächtnisbezogen Vorteile auf der Hand: Die hergestellten Gedankenverbindungen sind wesentlich haltbarer als separat eingelagerte Einzelinformationen.

3.2.4 Dolmetschen für das Gedächtnis

Vermutlich ist unser Lagerist kein ausgebildeter Wissenschaftler (wäre er sonst Lagerist?). Ein tüchtiger Verkäufer spricht daher Klartext und vermeidet jegliches Fachchinesisch. Wer dem Lageristen mit einfachen und klaren Worten vermitteln kann, was er einlagern soll und an welche Stelle des Lagers die angelieferte Ware gehört, findet leicht die gewünschte Aufnahme.
Die lernstrategische Bedeutung dieses Bildes ist simpel, jedoch keineswegs banal: Wir können Lernstoff nur dann behalten, wenn wir ihn auch **verstanden** haben.
Wissenschaftliche Texte sollten daher in unsere eigene Sprache, komplizierte Satzgefüge in einfache und klare Aussagen übersetzt werden. Tun wir das nicht, geht es uns wie mit altisländischen Vokabeln: Sie werden schleunigst wieder vergessen.

3.2.5 Again and again: Wiederholen und Behalten

Unter den Prüflingen in spe gibt es eine erstaunlich große Anzahl von Anhängern dieser Strategie. Die Idee an sich ist gut und seit Ebbinghaus (1885) sogar wissenschaftlich untermauert. In heroischen Selbstversuchen hatte besagter Wissenschaftler sinnlose Silben auswendig gelernt und einen positiven Zusammenhang zwischen der Anzahl der Wiederholungen und der Güte der Reproduktionen festgestellt.
In unserem Modell sähe das etwa so aus: Der Verkäufer präsentiert dem Lageristen Inhalte, die von diesem zunächst als „zu schwer" abgelehnt werden. Der Verkäufer beweist allerdings Stehvermögen und erscheint wieder und wieder, bis der Lagerist schließlich aufgibt und die ungeliebten Waren einlagert. (In der einschlägigen Literatur zum Thema Lernstrategien heißt es, dass dazu ca. sieben Wiederholungen nötig sind.)
Die Strategie des Wiederholens funktioniert also, ist jedoch sehr zeitaufwändig und macht keinem der Beteiligten wirklich Spaß.

Merke!

Selbstverständlich ist das Wiederholen ein unverzichtbarer Lernschritt bei der Überführung und Speicherung neuer Informationen ins Langzeitgedächtnis. Allerdings sollte die **Wissensaufnahme** durch vielfältigere (gedächtnisgerechtere) Strategien erfolgen.

3.3 Alternative Potenziale nutzen: Mnemotechniken

Kehren wir noch einmal zu unserem Modell zurück. Bislang haben wir unser Gedächtnis mit einem Lagerhaus verglichen, in dem Informationen aufbewahrt (gespeichert) werden. Fakt ist jedoch, dass es nicht nur ein, sondern eine ganze Reihe solcher Lagerhäuser gibt. Man unterscheidet dabei das semantische, motorische, episodische, visuelle und akustische Gedächtnis. Allein diese Aufzählung lässt die unendlichen Weiten unseres Erinnerungsvermögens erahnen, doch in der Regel bleibt der größte Teil dieser Speicherkapazitäten ungenutzt. Die meisten Menschen (so auch die Gattung Student) bemühen nämlich nahezu ausschließlich das semantische Gedächtnis (Gedächtnis für Fakten). Dabei ist der Zugang zu diesem Lager einer der schwersten, denn der naturträge Lagerverwalter kann oft erst nach mehreren Anläufen (Wiederholungen) zur Aufnahme der angebotenen Lieferung überredet werden. Warum also nicht den Absatz erhöhen und die – möglicherweise dynamischeren – Verwalter der anderen Lagerhäuser umgarnen?

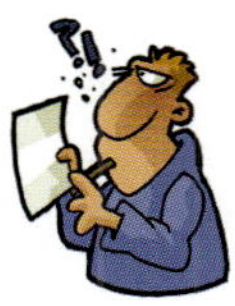

3.3.1 Visuelles Gedächtnis

Der Verwalter dieses imposanten Informationslagers sieht die Welt in Bildern. Entsprechend empfänglich ist er für optische Eindrücke, die ihm als Lagerware angeboten werden.
Lernstrategisch kann man sich diese Tatsache zunutze machen, z. B. beim Lernen anatomischer Strukturen. Man wird den Verlauf des N. medianus vermutlich nie wieder vergessen, wenn man ihn sich – unter Anleitung eines Fachbuchtextes nebst Bildmaterial – auf den eigenen Unterarm gemalt hat. Gleiches gilt für die Projektion innerer Organe auf die Körperoberfläche (z. B. Herzgrenze und -klappen) oder die Innervationsgebiete der Gesichtsnerven Trigeminus I, II und III.
Aber auch in anderen Fächern können Lerninhalte visualisiert werden. Geht es beispielsweise um die Anzahl der Erythrozyten, Thrombozyten und Leukozyten, so könnte man sich selbst die Aufgabe stellen, diese grafisch darzustellen. Allein schon die Überlegung, wie man die Skala auf dem Blatt einteilen muss, um alle Zahlen als Balken darzustellen, fördert das Behalten.

Übrigens ...
Der größte Lern- und Behaltenseffekt wird erreicht, wenn sich der Lernende selbst überlegt, wie er etwas grafisch darstellt. Das Betrachten fertiger Darstellungen bringt dagegen vergleichsweise wenig.
Es gäbe eine Unzahl weiterer Beispiele für die kreative Nutzung des visuellen Gedächtnisses. Wir möchten uns an dieser Stelle jedoch aus Respekt vor deiner eigenen kreativen Energie weiterer Ausführungen enthalten.
Auch die assoziative Funktionsweise des Gedächtnisses kann man nutzen: Lernt man in der Biochemie die Vitamine anhand der Auflistung auf der Rückseite einer Multivitaminsaftflasche, fällt einem der Lernstoff in der Prüfung beim Betrachten der Flasche mit Sicherheit wieder ein.

3.3.2 Akustisches Gedächtnis

Beim Verwalter dieses riesigen Speichers kommen alle akustisch vermittelten Waren gut an. Werden Gedächtnisinhalte bei ihm angefordert, findet er sie mit schlafwandlerischer Sicherheit anhand der Erinnerung an die Töne, Laute, Geräusche, Klänge etc., in deren Begleitung sie sich bei ihrer Einlieferung befanden.
Keine Angst! Dies ist kein Aufruf, den gesamten Lernstoff in ein Hörbuch umzuwandeln, das du dir dann auf langen Autofahrten, im Wald oder im Schlaf immer und immer wieder zu Gemüte führst.
Viel sinnvoller ist es, einzelne schwer zu merkende Fakten mit einer akustischen Modulation oder Variation zu verknüpfen und darüber erinnerbar zu machen.
Ups! Jetzt sind wir wohl ein bisschen weit auf fachchinesisches Terrain abgedriftet. Für all diejenigen, die jetzt „Was'n das?" denken, hier ein konkretes Beispiel
Nehmen wir als Lernthema die Zielorgane und die Wirkungen der Geschlechtshormone

FSH (Follikel stimulierendes Hormon) und LH (luteinisierendes Hormon) beim Mann. Hier muss man wissen, dass FSH auf die Sertolizellen wirkt und die Spermatogenese fördert, während LH auf die Leydig-Zellen wirkt und dort die Testosteronproduktion anregt. Diese Zusammenhänge lassen sich gut einprägen, indem man sich die verschiedenen Begriffe laut vorspricht. Dabei wird beim F**S**H, den **S**ertolizellen und der **S**permatogenese jeweils das **S** ganz scharf überbetont und im Falle des **L**H, der **L**eydig-Zellen und der „**L**estosteronproduktion" (sorry, musste passend gemacht werden ...) das **L** extrem in die Länge gezogen.
In der Biochemie könnte man memorieren, dass sich im Trypth**o**phan ein Ind**o**lring befindet und das zugehörige biogene Amin das Ser**o**tonin ist.

Übrigens ...
In beiden Beispielen werden durch die übertriebene Betonung der jeweils gemeinsamen Buchstaben Assoziationsbrücken geschaffen. Der Effekt: Hörst du später den einen Begriff, erinnerst du dich automatisch auch an den anderen.

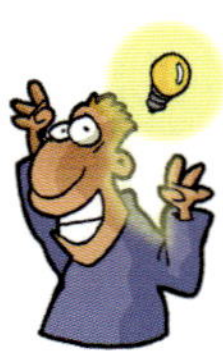

3.3.3 Motorisches Gedächtnis

Der Verwalter dieses Gedächtnisspeichers ist salopp formuliert ein Grabscher. Er muss für die Dinge, die ihm angeboten werden, ein Gefühl bekommen und will sie daher berühren, befühlen und empfinden. Ist ein Inhalt durch diese Tastkontrolle gekommen, wird er auf nahezu unbegrenzte Zeit zuverlässig im motorischen Speicher gehütet. Mit anderen Worten: Das motorische Gedächtnis ist überaus löschungsresistent. Einmal erworbene motorische Programme können selbst nach Jahrzehnten ohne zwischenzeitliche Wiederholung abgerufen werden!

Beispiel
Jemand, der einmal schwimmen konnte, kann selbst nach zehn Jahren Wasserabstinenz in den Pool fallen, ohne zu ertrinken. Auch wer einmal Fahrrad fahren gelernt hat, kann das Gefährt nach Jahren aus der Garage holen und ohne Weiteres losradeln.

Diese Fähigkeit kann man sich auch beim Lernen zunutze machen. Bei der Beschäftigung mit dem Thema Nervenausfälle nennt man laut den betroffenen Nerv und simuliert anschließend das dazugehörige Lähmungsbild (z. B. N. tibialis – Hackenfuß oder Steppergang, N. fibularis (peroneus) – Spitzfuß).
Ebenso kann man sich mit Hilfe des „Dermatomentanzes" die zu den Dermatomen gehörigen Innervationsgebiete mühelos einprägen. Während man das Dermatom laut nennt, schlägt man sich auf die entsprechende Region: Bei C2 auf den Hinterkopf, bei C3 auf den Hals, bei C4 auf die Schulter, bei C5 auf den Oberarm. Bei C6 streckt man den Daumen in die Höhe, bei C7 streckt man den Mittelfinger. Weiter geht's mit C8 (untere Handkante), TH1 (Innenseite Arm), TH2 (obere Brust), TH3 (Mamillen). Dann TH4–10 (den Thorax hinunter von Mamillen bis Bauchnabel), TH11 und TH12 (Leiste), schließlich L1 (obere Hüfte). Nun schwingt man das Bein über das gegenüberliegende Knie und schlägt ähnlich wie beim Schuhplattler an der Innenseite dieses Beins abwärts: L2 (oberer Oberschenkel), L3 (unterer Oberschenkel bis Knie), L4 (oberer Unterschenkel) und L5 (Oberseite Fuß).
Im letzten Teil knickt man das Bein nach außen ab und schlägt sich beim Aussprechen von S1 auf die Außenseite des Fußes und Unterschenkels, bei S2 auf die Kniekehle, bei S3 auf die hintere Seite des Oberschenkels und bei S4 auf den Po.

3.3.4 Episodisches Gedächtnis

Der Lagerist dieses geheimnisvollen Speichers nimmt mit Vorliebe Inhalte an, die in Form von Geschichten miteinander verbunden sind. Dabei gilt: Je ausgefallener die Geschichte, desto höher ist seine Bereitschaft, die angelieferte Ware anzunehmen und einzuspeichern.

Übrigens ...

Viele Gedächtniskünst er nutzen die Fähigkeit des Menschen, Ereignisse in ihrer zeitlichen Reihenfolge anhand von Geschichten besonders gut

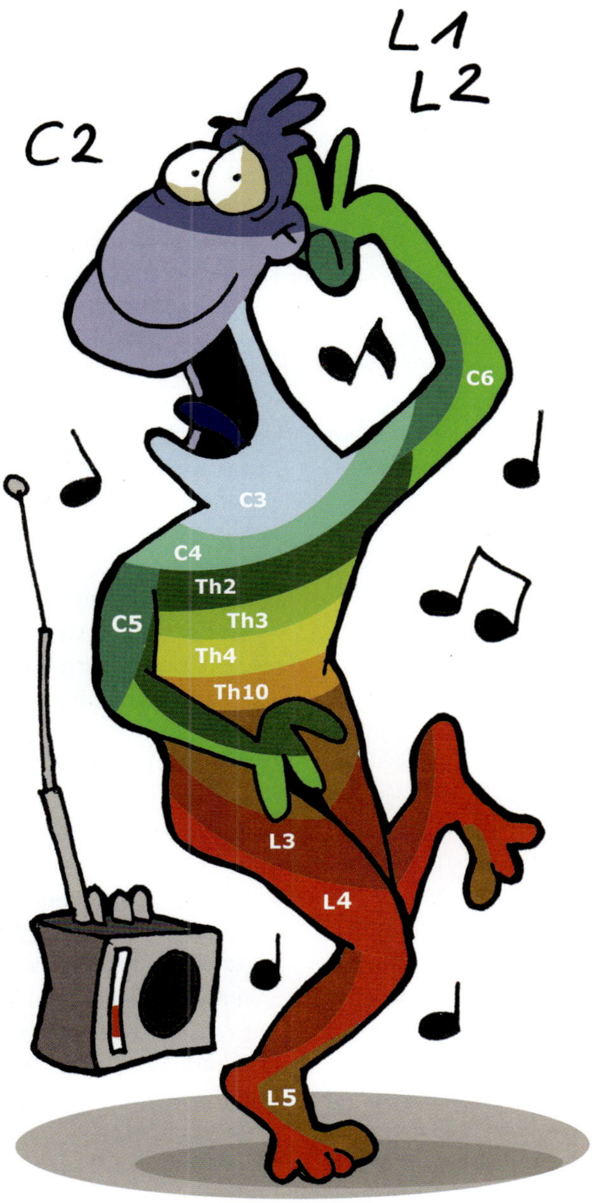

Abb. 2: Dermatomentanz

zu memorieren. Von ihrem Publikum lassen sie sich ellenlange Zahlenketten nennen und können diese binnen kürzester Zeit fehlerfrei wiederholen. Der Trick ist gedächtnisfreundlich-genial:
- Zunächst wird die Zahlenkette in Dreierblöcke zerlegt.
- Jeder Dreierkombination wird dann ein Bild zugeordnet.
- Schließlich werden die einzelnen Bilder zu einer Geschichte kombiniert.

Anhand dieser Geschichte kann dann die komplette Zahlenkette – auch noch nach langer Zeit – korrekt erinnert werden.

Hier die lernstrategische Quintessenz für alle, die eher eine Mediziner- als eine Künstlerkarriere ansteuern: Möchte man das oben dargestellte Prinzip auf das Lernen physikumsrelevanter Inhalte anwenden, so muss man zunächst die abstrakten Begriffe für sich selbst konkret machen (verbildlichen) und dann durch eine Geschichte verknüpfen. Der Urheber des folgenden Beispiels aus dem Bereich der Biochemie (Thema Citratzyklus) bestand übrigens darauf, anonym zu bleiben.

Die zu lernenden Termini wurden mit Hilfe der folgenden Assoziationen verbildlicht:
Oxalacetat = Ochsenmaulsalat,
Citrat = Zitrone,
Isocitrat = Isolierkanne,
Ketoglutarat = Kette,
Succinyl-CoA = Suizid,
Succinat = Sushi,
Fumarat = Raucher und
Malat = Kranker

Aus diesen Zutaten entstand die folgende Merk-Geschichte:
Ich bestellte Ochsenmaulsalat mit Zitrone und bekam beides in einer Isolierkanne, die mit einer Kette verschlossen war. Schon dachte ich an Suizid. „Nehmen sie doch lieber Sushi", sagte der Raucher nebenan. „Ich bin doch kein Kranker", antwortete ich.
Wer diese Geschichte blöd findet, kann sich gern eine eigene ausdenken.

3.3.5 Chunking

Zur Verdeutlichung dieser Mnemotechnik bemühen wir ein letztes Mal unser Modell. Man stelle sich vor, ein LKW kommt bei unserem (Gedächtnis-)Lager an und kippt lauter einzelne, unverpackte Gegenstände ab. Dies ist in etwa die Situation, in der sich der Lagerist eines Studenten befindet, der sich vorgenommen hat, einzelne Fakten auswendig zu lernen. Verärgert pickt sich der Lagerist einzelne Stücke aus dem Warenchaos heraus und lagert sie völlig ehrgeizlos irgendwo ein. Dabei ist es mehr als fraglich, ob er die so verstaute Ware jemals wiederfindet. Würde der Lagerist dagegen schon ordentlich zusammengestellte Pakete vorfinden, würde er sicher bereitwillig wesentlich mehr einlagern.

Übrigens ...
In Bezug auf das Lernen heißt das: Einzelne Fakten müssen zusammengepackt werden. Diesen Vorgang bezeichnet man als Chunking.

Statt die notwendigen Fakten zu den EEG-Wellen einzeln zu lernen, kann man diese auch einfach als einen Chunk (engl. Brocken) abspeichern. Bezogen auf die EEG-Wellen heißt dieser Brocken/dieses Paket **„Beate Drei"**. Hier steht B für Beta, A für Alpha, T für Theta und D gleichzeitig für Delta und „drei Hertz". Wenn wir diese „drei Hertz" nun jeweils von unten nach oben verdoppeln, erhalten wir die Frequenzbereiche der jeweiligen Wellen:
Beta = 24 Hz,
Alpha = 12 Hz,
Theta = 6 Hz und
Delta = 3 Hz.

3.3.6 Icons und Attribute

Eine gedächtnisstrategische Herausforderung sind alle Themen, die mit einer Vielzahl relevanter Details verknüpft sind. Das vegetative Nervensystem ist beispielsweise so ein schwer zu handhabendes Faktengebilde und rangiert daher bei den meisten Studenten ganz oben auf der Liste der unbeliebtesten Lernthemen.

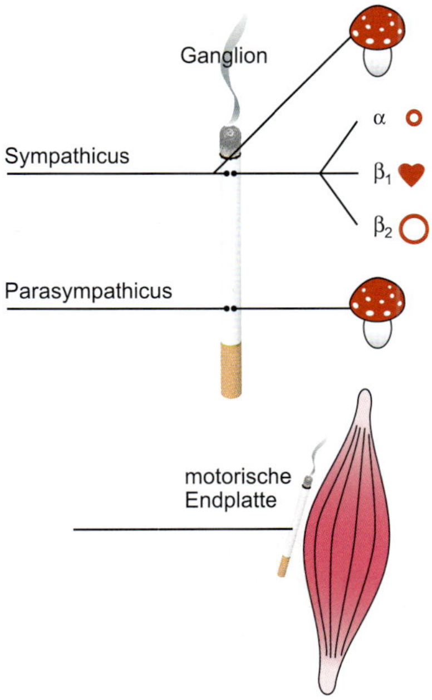

Abb. 3: Zigarettenmodell

Mittel der Wahl in solchen Härtefällen ist die Arbeit mit Icons (stilisierte Abbildungen eines Gegenstands), die mit verschiedenen Attributen versehen werden. Klingt kompliziert, ist es aber nicht. Jeder von uns kennt Icons, z. B. die lustigen Strichmännchen, die in öffentlichen Einrichtungen bestimmte Türen zieren. Trotz ihrer optischen Schlichtheit transportieren sie eine Vielzahl von Informationen, z. B. „Hier ist nicht die Küche, hier soll man Pipi machen ... nur hier darf Pipi gemacht werden ... hier dürfen nur Jungs/Mädchen Pipi machen" etc.

Um die unübersichtliche Faktenflut zum Thema vegetatives Nervensystem zu sortieren und gedächtnisfreundlich zusammenzufassen, empfehlen wir das Zigarettenmodell (s. Abb. 3).

Die erste Schaltstelle sowohl des Sympathikus als auch des Parasympathikus befindet sich in der Zigarette, was die Tatsache verbildlicht, dass die ganglionäre Übertragung sowohl des Parasympathikus als auch des Sympathikus **nikotinerg** erfolgt.
Beim Parasympathikus erfolgt die Übertragung des Reizes auf das Erfolgsorgan ebenfalls mit Hilfe von Acetylcholin, aber **muskarinerg**. Als Icon für diesen Synapsentyp steht in der Abbildung der Fliegenpilz, da **Muskarin** das Gift des Fliegenpilzes ist.
Sympathisch erfolgt die Reizübertragung auf das Erfolgsorgan mittels Noradrenalin und Adrenalin, die auf Alpha-, Beta 1- und Beta 2-Rezeptoren wirken. Eine Ausnahme bilden die Schweißdrüsen: Hier erfolgt die Übertragung ebenfalls muskarinerg.
Zu den Wirkungen der Alpha- und Betarezeptoren merkt man sich, dass dort, wo Alpha-Rezeptoren wirken, alles kontrahiert wird, während Beta-Rezeptoren eine Dilatation am Erfolgsorgan bewirken. Daher erhalten die Alpha-Rezeptoren das Attribut „Konstriktor" und die Beta-Rezeptoren das Attribut „Dilatator". In unserer Zeichnung schlagen sich diese Erkenntnisse wie folgt bildlich nieder:

- Neben dem Alpha-Rezeptor (symbolisiert durch das griechische „Alpha", das aussieht wie eine Schlinge, die sich zusammenzieht) findest du einen kleinen zusammengezogenen Kreis (Konstriktor).
- Der Beta 1-Rezeptor ist durch ein kleines Herz symbolisiert (Beta 1-Rezeptoren finden sich nämlich vor allem dort) und neben dem Beta 2-Rezeptor findet sich ein großer Kreis als Symbol für das Attribut „Dilatator".

Et voilà! Viel mehr gibt es zu diesem Thema nicht zu lernen, denn mit dem bisher dargestellten Wissen kannst du dir die restlichen Fakten zum vegetativen Nervensystem selbst herleiten.

Hier noch eine kleine Starthilfe:
Wie du sicherlich weißt, optimiert der Sympathikus unsere Körperfunktionen für Kampf oder Flucht (engl. fight or flight). Eine sinnvolle Sache, wenn man bedenkt, dass dieser Nerv in einer Zeit konzipiert wurde, als unsere Vorfahren auf der Jagd nach lebenserhaltender Beute vermeiden mussten, selbst eine solche zu werden.
So ein Urzeit-Jäger muss zunächst das Feld sondieren, um das Vorhandensein von Feinden oder wilden Tieren auszuschließen. Wird ein feindliches Wesen entdeckt, empfiehlt es sich, schnellstmöglich das Weite zu suchen. Um schnell laufen zu können, müssen seine Muskeln Glucose verbrennen. Dazu brauchen sie viel Sauerstoff. Hierzu sollten die Bronchien weit gestellt werden (Dilatation über Beta 2-Rezeptoren). Gleichzeitig ist eine erhöhte Glucoseaufnahme in den Muskel erforderlich. Die Glucoseschleusen des Muskels müssen folglich weit gestellt werden. Dies geschieht, indem Beta 2-Rezeptoren die Ausschüttung von Insulin fördern. Insulin seinerseits beschleunigt dann die Glucoseaufnahme in den Muskel. Im Falle einer Flucht braucht man in den peripheren Hautgefäßen weniger Blut. Alpha-Rezeptor-sei-Dank werden daher diese Arterien enger gestellt. Macht ein Tiger Jagd auf uns, ist es unklug, just in diesem Moment eine Pipipause einzulegen. Daher werden in solch einer Situation unsere vegetativen Sphinktere kontrahieren (über Alpha-Rezeptoren). Damit in dieser misslichen Situation der Blasenmuskel nicht gegen den Sphinkter drückt, wird der sinnvollerweise entspannt (über Beta-Rezeptoren).
Einer gebärende Frau könnte es das Überleben sichern, wenn sich die Geburt in Gefahrensituationen verzögert, d. h. wenn die Wehen (Anspannung der Uterusmuskulatur) blockiert würden. Als hilfreich erweist sich hier wieder unser Dilatator (Beta 2-Rezeptor). Beim Mann wäre es günstig, in einer Stresssituation keine Erektion zu bekommen oder – falls er schon eine hat – diese schnell und dauerhaft zu verlieren, damit er schnell und weit weglaufen kann. Sympathische Aktivierung, hervorgerufen durch Angst, Aufregung oder Stress, blockiert also die Erektion und führt zu schneller Ejakulation.

Übrigens ...
Es gibt noch ein Organsystem, das **sympathisch innerviert**, allerdings als wichtige Ausnahme auch über Acetylcholin **muskarinerg erregt** wird: die Schweißdrüsen. Als effektive – wenn auch ein wenig unappetitliche – Merkhilfe hierfür kannst du das Icon für muskarinerge Übertragung mit einer unrasierten Achselhöhle assoziieren.

Steht man einem Tiger in freier Wildbahn gegenüber, bekommt man große Augen, sprich: In Angst- oder Stresssituationen bewirkt der Sympathikus, dass sich die Pupillen weiten. Ein weit verbreiteter Merksatz für diesen Sachverhalt lautet „**Sympathische Menschen haben weite Pupillen**.“ Spannend ist die Frage, welcher Rezeptor die Pupillenweitung bewirkt. Nach unserem bisherigen Ausflug in die Welt des vegetativen Nervensystems sollte es kein großes Problem sein, sich die korrekte Antwort herzuleiten.
Erweitern wir nun unsere Skizze, indem wir die Zigarette (Icon für nikotinerge Übertragung) an einen Muskel (Icon für die motorische Endplatte) heften, kann man sich daraus ableiten, dass hier der Überträgerstoff Acetylcholin **nikotinerg** wirkt.

3.3.7 Fazit

Du wirst feststellen, dass die zuvor beschriebenen Lernformen anfänglich etwas mehr Zeit benötigen. Dafür wird durch die kreative Beschäftigung mit dem Lernstoff die Verarbeitungstiefe aber enorm gesteigert, sodass zum sicheren Behalten nur wenige Wiederholungsdurchgänge nötig sind. Nicht zuletzt ist der vielseitige Umgang mit dem oft trockenen Stoff eine wichtige Motivation, um in der langen Phase der Prüfungsvorbereitung nicht vorzeitig das Handtuch zu werfen.

3.4 Qual der Wahl: Fachbücher

Viel hilft viel! Diese Volksweisheit scheint für manche Studenten das Leitmotiv bei der Auswahl ihrer Prüfungsliteratur zu sein. Berge dicker Wälzer suggerieren die Sicherheit geballten Wissens, verstellen de facto aber den Blick für das Wesentliche – ganz abgesehen davon, dass die Zeit für derartige Lese-Orgien ohnehin meist nicht ausreicht.
Besser ist es, die großen Lehrbücher vorläufig in der Versenkung verschwinden zu lassen und sie erst nach dem Examen oder zum Nachschlagen wieder hervorzuholen. Zwar bürgen die etablierten Stars der Fachliteratur für größtmögliche inhaltliche Korrektheit, doch leider bieten sie auch eine schier unüberschaubare Detailfülle, die dazu verleitet, sich in prüfungsirrelevanten Nebenaspekten zu verlieren.
Pragmatischer und zum Lernen besser geeignet sind kleine und überschaubare Bücher, die möglichst auf die besonderen Anforderungen der Examensfragen abgestimmt sind. Bei der Auswahl solltest du dich nicht ausschließlich von den Empfehlungen derer leiten lassen, die die Hölle bereits durchschritten haben. Die Wahl der richtigen Lehrbücher ist nämlich eine höchst individuelle Angelegenheit. Neben harten Kriterien wie übersichtlicher Themengliederung und einer prägnanten, leicht verständlichen Sprache sollten auch die eigenen Vorkenntnisse und Vorlieben Berücksichtigung finden. Wer seine Vorkenntnisse in einem Fach für eher rudimentär hält, könnte in Erwägung ziehen, zum Einstieg in ein Fach/Thema zunächst ein Lehrbuch für Krankenpflegeberufe zu wählen. Zwar sind hier die Dinge oft stark vereinfacht und schematisch dargestellt, allerdings ist dies genau das Richtige, um sich einen ersten Einblick in die großen Zusammenhänge des Stoffes und damit letztendlich den notwendigen Überblick zu verschaffen.

3.5 Einfach (!?) lesen

Der weitaus größte Teil des Wissenserwerbs in der Prüfungsvorbereitung erfolgt durch die Lektüre von Texten. Viele sehen darin kein Problem – lesen können die meisten von uns schließlich seit ihrer Grundschulzeit.

5-Schritt-Lesemethode
1. Überblick gewinnen Man liest zuerst das Inhaltsverzeichnis, die Kapitelüberschriften und -untertitel. Auf diese Weise wird die logische Struktur des Stoffes erkennbar.
2. Zusammenfassungen lesen Im zweiten Schritt liest man nur die Zusammenfassungen (sofern vorhanden) am Anfang oder Ende eines Kapitels. Dadurch wird der Gesamtzusammenhang des Themas deutlich und Details können später besser eingeordnet und behalten werden.
3. Fragen stellen Jetzt notiert man sich Fragen an den Text (zur Not können die Überschriften einfach in Fragen umformuliert werden). Auf diese Weise kann der Text selektiv gelesen werden, d. h. unter dem Aspekt wichtig/unwichtig.
4. Lesen In diesem Schritt erfolgt die eigentliche Informationsaufnahme. Durch die in Schritt 3 fokussierte Aufmerksamkeit werden die zentralen Informationen des Textes erfasst. Das Setzen eigener(!) Markierungen schult hierbei den Leser, Wesentliches von Unwesentlichem zu trennen.
5. Rekapitulieren Zur Festigung des aus dem Text Gelernten ist eine Wiederholung nötig. Zu diesem Zweck beantwortet man nun die Fragen, die man sich im 3. Leseschritt selbst gestellt hat und versucht, das gelesene Kapitel mündlich zusammenzufassen.

Tab. 2: Die 5-Schritt-Lesemethode

Doch wie so oft im Leben ist auch das Thema Lesen nicht so einfach wie es scheint. Da während der Examensvorbereitung die ausgewählten Bücher aus Zeitgründen nicht mehrfach gelesen werden können, solltest du bereits beim ersten Lesen alle wesentlichen Informationen des Textes erfassen. Eine **effektive Lesetechnik** ist dabei eine unverzichtbare Hilfe. Die hier vorgestellte 5-Schritt-Methode orientiert sich an der Funktionsweise unseres Gedächtnisses, wonach am besten gelernt und behalten wird, was in einen Zusammenhang eingeordnet oder mit bereits vorhandenen Vorkenntnissen verknüpft werden kann. In Anlehnung daran umfasst die 5-Schritt-Lesemethode verschiedene Lesestufen (s. Tab. 2, S. 23).

3.6 Richtig kreuzen

Doch nun die Frage aller Fragen zur Vorbereitung auf das schriftliche Examen: Wie kreuzt man eigentlich richtig?

3.6.1 Wissen versus Erfolg?

Unsere Erfahrung zeigt, dass nicht die Menge, sondern die **Qualität des Wissens** über Prüfungserfolg oder -misserfolg entscheidet. Oft wissen sogar Studenten, die Probleme mit dem Examen haben, mehr als diejenigen, die das Examen ohne Schwierigkeiten bestehen! Der Grund hierfür ist, dass die in der Prüfung erfolgreichen Studenten die Gabe haben, sich auf die **prüfungsrelevanten Inhalte** zu konzentrieren, während die in der Prüfung weniger erfolgreichen Studenten aufgrund einer generellen Verunsicherung den Anspruch haben, alles Mögliche zu lernen.

3.6.2 Perfektionismus und Faktenlawinen

Diese unterschiedlichen Lernstile äußern sich auch in unterschiedlichen MC-Bearbeitungsstrategien: Weniger erfolgreiche Studenten entwickeln eine oft unkontrollierbare Sammelleidenschaft, bis sie am Ende von einer wahren Faktenlawine überrollt werden. Beim Übungskreuzen lesen sie z. B. die Frage und entscheiden sich nach bestem Wissen und Gewissen für Lösung B. Doch halt! Antwortmöglichkeit D enthält ja einen ganz merkwürdigen Begriff, den sie noch nie gehört haben. Also muss der Kommentar her. Der wird gelesen, und zwar mit dem Anspruch, restlos ALLE Informationen zu behalten, die unter den verschiedenen Lösungsmöglichkeiten erläutert sind. Von diesem Anspruch befallene Studenten versuchen, bei der Bearbeitung der MC-Fragen immer alle Kommentare und Fakten in sich aufzusaugen – mit verheerenden Folgen:
Ein so lernender Student muss sich nach der Bearbeitung von nur zehn Fragen bereits 50 (!) Fakten aus den Kommentaren merken, da ja in jeder Frage fünf Antwortmöglichkeiten angeboten werden. Für eine Erfolg versprechende Prüfungsvorbereitung würde es dagegen völlig reichen, sich nur EINEN Sachverhalt pro Frage zu merken, und zwar den, der die richtige Lösung begründet.

3.6.3 Overload – wenn das Gedächtnis schwächelt

Wenn Studenten so lernen wie eben beschrieben, sammelt sich neben den wirklich prüfungsrelevanten Fakten auch jede Menge Informationsmüll an. Das Verfahren ist darüber hinaus assoziativ, d. h. man lässt sich ohne Struktur von Detail zu Detail leiten. Die Folge: Da alle aufgenommenen Fakten gleichberechtigt nebeneinander stehen, nimmt das Gedächtnis solange alle eingehenden Informationen auf, bis schließlich die Speicherkapazität erschöpft ist. Überzähliges – darunter leider auch wichtige Prüfungsinhalte – wird dann einfach vergessen.
Erschwerend kommt hinzu, dass selbst die zunächst gespeicherten Informationen schnell wieder vergessen werden, da sie einzeln und ohne Vernetzung zu einer Struktur aufgenommen wurden. Das frustrierende Ergebnis: ein lausiges Verhältnis von aufgewendeter Lernzeit zu erzieltem Lernerfolg.

4 Spezialtraining für die schriftliche Prüfung

Unsere Erfahrung zeigt, dass der Erfolg in MC-Prüfungen nicht oder zumindest nicht nur von einem möglichst lückenlosen Wissen abhängt. Vielmehr können die Besonderheiten des Multiple-Choice-Verfahrens die Prüfungsergebnisse maßgeblich beeinflussen. Während die z. T. verwirrende Art der Fragestellungen manche Studenten gerade WEGEN ihrer umfassenden Kenntnisse zu unnötig komplizierten Gedankengängen und Falschantworten verleitet, können andere durch Ausnutzung der prüfungstypischen Besonderheiten ihre fachlichen Defizite gewinnbringend ausgleichen.

Die folgenden **Tipps für die MC-Prüfung** sollen dazu beitragen, häufige Fehlerquellen bei der Bearbeitung von MC-Fragen auszuschalten. Darüber hinaus möchten wir zeigen, wie die testtheoretischen Anforderungen an die Prüfung, aber auch die Überlegungen des Prüfers zu ungewollten Lösungshinweisen in den Fragen führen, sodass – im äußerst unwahrscheinlichen Fall fachlicher Defizite ... räusper – die Ratewahrscheinlichkeit deutlich erhöht werden kann. Also: Brille geputzt und aufgepasst.

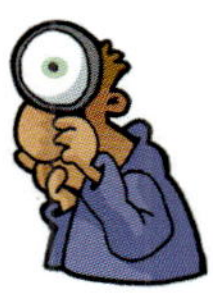

4.1 Selbsterfahrung versus System: Die Aufgabenbearbeitung

Aus den Gesprächen mit unseren Kursteilnehmern wissen wir, dass in den MC-Prüfungen eine Vielzahl von Bearbeitungstechniken zum Einsatz kommt:

- Die einen plädieren dafür, zunächst alle Aufgaben zu lösen und erst anschließend die Ergebnisse auf den Computerbogen zu übertragen. Dumm nur, wenn die Zeit am Ende knapp wird ...
- Andere favorisieren die „Geier-Methode" und lösen zunächst nur die auf den ersten Blick machbar erscheinenden Aufgaben. Leider nimmt jedoch die Konzentration mit voranschreitender Klausurzeit ab. Ein Umstand, der beim Knacken der jetzt noch auf dem Plan stehenden harten Brocken nicht gerade von Vorteil ist.

Für welche Strategie sich der Einzelne entscheidet, wird in Ermangelung stichfester Belege mehr oder weniger zur Glaubensfrage.

Übrigens ...
In 25 Jahren professioneller Examensvorbereitung konnten wir die unterschiedlichsten Bearbeitungsstrategien unserer Kursteilnehmer in ihrer Wirksamkeit beobachten und können vor diesem Hintergrund eindeutig erfolgreiche von weniger erfolgreichen Strategien unterscheiden.

Hier einige Erfolg versprechende Strategien:

4.1.1 Immer schön der Reihe nach ...

Die Prüfungsfragen sollten grundsätzlich in der **Reihenfolge ihres Erscheinens** bearbeitet werden. Das Vorziehen der Bildfragen oder der Fragen zum persönlichen Lieblingsthema sind nur zwei Beispiele für die ebenso uneinheitlichen wie unsinnigen Auswahlverfahren, die in der Prüfung praktiziert werden. Das Herausfiltern von Fragen – ganz gleich unter welchen Gesichtspunkten – kostet wertvolle Zeit. Zeit, die am Ende möglicherweise fehlt.

Merke!

Jede Frage, die aus Zeitgründen nicht oder nur oberflächlich behandelt werden kann, stellt eine potenzielle Falschantwort dar.

4.1.2 Hund-Katze-Maus? – Alle Aussagen bewerten

Die Examensfragen bestehen aus je fünf Aussagen, die entweder richtig oder falsch sind. Die Lösung ergibt sich dann – je nach Aufgabentyp – aus der richtigen oder falschen Aussage. Zur Vermeidung von Flüchtigkeitsfehlern empfiehlt es sich, in einem ersten Schritt die inhaltliche Aussage jeder Antwortmöglichkeit unter dem Aspekt richtig/falsch zu bewerten und entsprechend zu markieren, und zwar **völlig unabhängig vom Fragetyp**. Erst dann fällt die Entscheidung in Abhängigkeit vom Aufgabentyp, wobei sich die Lösung aus den zuvor getroffenen Bewertungen der Antwortmöglichkeiten ergibt. Für das Bearbeiten der Fragen ist das Markierungsschema, das in den Examensbänden der Schwarzen Reihe beschrieben ist, eine wertvolle Hilfe. Mit den hier angegebenen Zeichen (ff, f?...) wird jede einzelne Aussage bewertet (s. Tab. 3).

4.1.3 Subito! – Lösungen sofort auf den Computerbogen übertragen

Hat man den Lösungsbuchstaben mit Hilfe des eben erläuterten Markierungsschemas ermittelt, so wird die Lösung anschließend direkt ins Heft geschrieben und SOFORT auf den Computerbogen übertragen.

Übrigens ...
Wer sich für die gängige (Erfolgsvermeidungs-) Strategie entscheidet, erst am Schluss alle Lösungen auf den Computerbogen zu übertragen, riskiert das Auftreten von Übertragungsfehlern. Dies wiederum kann schlimmstenfalls zum Nicht-Bestehen führen. Darüber hinaus kostet die nachträgliche Übertragung der Lösungen auf den Computerbogen mehr Zeit, als wenn nach jeder Aufgabe die ohnehin notwendige mentale Pause beim Übergang von einer Aufgabe zur nächsten mit der mechanischen Tätigkeit der Übertragung gefüllt wird.

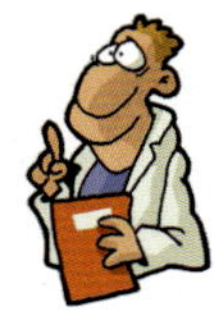

4.1.4 Besser gut geraten als gar nicht gekreuzt

Es ist eine weit verbreitete Taktik, Aufgaben, die nicht spontan gelöst werden können, zu vertagen. In Erwartung einer noch ausstehenden fachlichen Eingebung beschließt man, sich die Aufgabe später in Ruhe noch einmal anzuschauen und sich erst dann für eine Lösung zu entscheiden. Was von diesem Vorhaben bleibt, ist leider allzu häufig nur die Lücke auf dem Computerbogen. Denn die für die Nacharbeitung einkalkulierte Zeit fehlt am Ende natürlich doch, und jede Aufgabe, bei der sich keine Markierung auf dem Computerbogen befindet, wird automatisch als falsch gewertet.
Was für eine Verschwendung, wenn du bedenkst, dass selbst eine willkürlich gesetzte

Beispiel
Welche Aussage trifft NICHT zu?

	1. Schritt Aussage richtig?		2. Schritt Lösung:
(A) Ein Hund ist keine Pflanze.	✓✓	(sicher richtig)	
(B) Eine Tomate ist kein Obst.	?	(weiß ich nicht)	
(C) Eine Tomate ist ein Nachtschattengewächs.	✓?	(eher richtig)	
(D) Ein Walfisch ist kein Säugetier.	ff	(sicher falsch)	D
(E) Ein Papagei ist ein Vogel.	✓✓	(sicher richtig)	

Tab. 3: Lösungsfindung

Markierung auf dem Computerbogen mit einer Ratewahrscheinlichkeit von 20 % zumindest eine Chance auf eine Richtigantwort bedeutet.

4.1.5 Kein falscher Ehrgeiz – Nicht zu lange mit einzelnen Aufgaben aufhalten

Die Dauer der MC-Prüfung ist so kalkuliert, dass für jede Aufgabe durchschnittlich **1,5 Minuten Bearbeitungszeit** zur Verfügung stehen (im Hammerexamen stehen ca. 2,8 Minuten pro Aufgabe zur Verfügung). Es ist daher strategisch unklug, sich zu lange bei Aufgaben aufzuhalten, die vielleicht eine fachliche Herausforderung darstellen, aber letztlich auch nur EINEN Punkt für die richtige Lösung bringen. Bonuspunkte für das Knacken besonders harter Brocken sind ja leider nicht vorgesehen.
Wer nach drei Minuten keine Auffassung zu einer Frage hat, wird vermutlich auch nach fünf und mehr Minuten vergebens auf die ersehnte Erleuchtung warten und hat obendrein auch noch die kalkulierte Bearbeitungszeit für zwei oder mehr Fragen verbraucht.
Wir empfehlen daher, dich **nach spätestens drei Minuten** für eine Lösung zu entscheiden und dann zur nächsten Frage überzugehen.

Merke!

Jede – auch aus Zeitnot – nicht beantwortete Frage wird automatisch als Falschantwort gewertet.

4.1.6 Zeitnot macht Grips tot – Auf das richtige Timing kommt es an

Volle Konzentration ist gefordert, wenn du dich Frage für Frage durch die Examensklausur arbeitest. Doch plötzlich stoppt bei Frage 107 ein hässlicher Zweifel jäh den produktiven Rhythmus: Was, wenn ich nicht rechtzeitig fertig werde? Ein hektischer Blick auf die Uhr zeigt 11:30 Uhr. Eine fieberhafte Hochrechnung beginnt – verbleibende Fragen durch verbleibende Zeit.
In der Prüfungsanspannung bleiben jedoch die eigenen Rechenfähigkeiten nicht selten unter dem Niveau eines Drittklässlers. Mit dem Erfolg, dass für den Rest der Klausur das Gefühl vorherrscht, unter Zeitdruck zu stehen. Dies wiederum treibt zur Eile und sorgt in der Regel für eine Reihe vermeidbarer Flüchtigkeitsfehler. Denselben Effekt gibt es übrigens auch, wenn man mathematisch korrekt errechnet, dass die verbleibende Zeit tatsächlich knapp wird.
Was hilft, ist einzig und allein die Prävention in Form von **Zeitmarken**, die zu Klausurbeginn gesetzt werden: Ein Kreis um Aufgabe 45 markiert die Einstundenmarke, ein Kreis um Aufgabe 85 die Zweistundenmarke und ein Kreis um Aufgabe 125 die Dreistundenmarke. Auf diese Weise kannst du in regelmäßigen Abständen überprüfen, wie gut du in der Zeit liegst und im Falle einer schlechten Bilanz noch rechtzeitig die Schlagzahl erhöhen (Hammerexamen: für die ersten 25 Einzelfragen 45 Minuten, für die weiteren Einzelfragen 45 Minuten und für jeden der vier Fälle ebenfalls 45 Minuten).

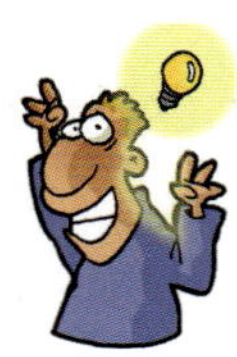

4.1.7 Pausen bringen Punkte

Bei vielen Studenten treten nicht erklärbare Fehlerserien in den Klausuren auf. Diese Serien setzen etwa bei Aufgabe 50–60 ein und erstrecken sich meist über 5–10 Aufgaben. Dabei geben die Betroffenen häufig an, die richtige Lösung eigentlich gewusst zu haben und dass sie sich die dennoch falsche Beantwortung der Fragen nicht erklären können. Dieses fast übersinnlich anmutende Phänomen hat bei genauerer Betrachtung einen ganz banalen Hintergrund. Typisch ist nämlich, dass die Frage nach Pausen während der Prüfung von den Produzenten der Fehlerserien in der Regel verneint wird. Fakt ist aber, dass unser Verstand sich unter dem Einfluss einer pausenlosen Prüfungsanspannung früher oder später eine Zwangspause nimmt und auf economy mode schaltet. Diese Energieeinsparung verursacht dann einen wachsenden Konzentrationsverlust, der typischerweise nach einer Stunde (also ca. bei Aufgabe 45) einsetzt.

Als vorbeugende Maßnahme sollten daher unbedingt rechtzeitig Pausen eingelegt werden. Als Hilfestellung können die Zeitmarken genutzt werden, die schon zu Klausurbeginn zur Kontrolle des Timings gesetzt wurden (bei Frage 45, 85, 125 etc.).

Übrigens ...
Um die Antwort auf die sich jetzt aufdrängende Frage gleich vorweg zu nehmen: Nein, die Pausen verursachen keinen leistungsmindernden Zeitdruck! Der Erholungswert einer Pause korreliert nämlich nicht mit deren Länge, sondern ist in den ersten Minuten am höchsten. Die Pausen sollten daher nicht länger als 3–5 Minuten dauern. Das Aufgabenheft sollte in dieser Zeit allerdings geschlossen werden, sonst kann sich keine echte Entspannung einstellen.

4.1.8 Ergebnis nicht kaputtkorrigieren

Wer nach Bearbeitung der Fragen bis zum Ende der Klausur noch Zeit hat, sollte es unbedingt vermeiden, ziellos durch sein Heft zu blättern. Der Blick wird nämlich wahllos an der einen oder anderen Aufgabe haften bleiben, die gewählte Lösung wird noch einmal kritisch überdacht und möglicherweise verworfen.

Die Erfahrung zeigt jedoch, dass bei dieser Endkontrolle Aufgaben eher kaputt korrigiert werden, als dass eine Korrektur von Falsch- zu Richtigantworten erfolgt. Ursache hierfür ist, dass die Konzentrations- und Leistungsfähigkeit des Prüflings nach einer 4-stündigen Klausur erheblich verringert ist, sodass die im ersten Durchgang gefundenen Lösungen mit einer höheren Wahrscheinlichkeit zutreffen.

Übrigens ...
Wer sich einen Korrekturdurchlauf nicht verkneifen kann, sollte sich dabei nur auf Aufgaben beschränken, die auch im ersten Durchgang lediglich geraten wurden und die durch einen entsprechenden Vermerk auf der Rückseite des Aufgabenheftes von Anfang an für eine mögliche Korrektur vorgesehen waren.

4.2 „Ich bin ein Punkt! Holt mich hier raus!“ – MC-Techniken zur Steigerung der Ratewahrscheinlichkeit

Fach	A	B	C	D	E
Physik	11 %	22 %	25 %	29 %	13 %
Physiologie	19 %	21 %	20 %	21 %	19 %
Biochemie	17 %	23 %	21 %	21 %	19 %
Chemie	16 %	22 %	24 %	21 %	16 %
Biologie	21 %	20 %	24 %	24 %	11 %
Anatomie	20 %	19 %	23 %	19 %	18 %
Histologie	18 %	21 %	24 %	18 %	19 %
Psychologie	19 %	20 %	21 %	21 %	19 %
insgesamt	19 %	21 %	22 %	21 %	18 %

Tab. 4: Bevorzugte Lösungsbuchstaben

Jeder Frage in den Examina werden fünf Antwortalternativen zugeordnet. Wenn man die Fragen ohne vorhandenes Fachwissen löst (Affe), liegt die Ratewahrscheinlichkeit bei 20 %.

Trotz bester Vorbereitung kommt für jeden irgendwann in der Examensklausur der Punkt, an dem er passen muss. Was jetzt noch bleibt, ist das Raten, allerdings erscheint eine Erfolgsaussicht von 20 % eher mickrig. Grund genug für den Versuch vieler Studenten, mit List und Tücke die eigene Ratewahrscheinlichkeit zu steigern. Eine hinter vorgehaltener Hand überlieferte Strategie verheißt gesteigerten Rateerfolg durch das Bevorzugen bestimmter Lösungs-

buchstaben. Wir wollten der Sache auf den Grund gehen und haben bei 8.902 Fragen aus der Zeit zwischen Herbst 2004 und Herbst 2012 aus Physikum und Hammerexamen die relativen Häufigkeiten der Lösungsbuchstaben ermittelt. Das Ergebnis ist zwar eher bescheiden, kann aber Kandidaten, die nur um einen Punkt die Notengrenze verfehlt haben, durchaus wertvolle Dienste leisten. Die Analyse ergab nämlich, dass die **Lösungsbuchstaben C und D** etwas häufiger vorkommen (s. Tab. 4).
Eine nach Fächern differenzierte Analyse der Lösungsbuchstaben legt für das Fach Physik nahe, hier bei vollkommener Unwissenheit die Lösung D zu bevorzugen und die Lösungen A und E zu meiden. Auch die Fragen zum 2. Abschnitt zeigen eine relative Häufung der Lösungsbuchstaben C und D.

Übrigens ...
Ein weitaus besseres Rateergebnis erhältst du mit Strategien, die die testtheoretischen und juristischen Anforderungen an die Prüfungsfragen ebenso berücksichtigen wie die psychologischen Mechanismen, denen ein Fragenautor unterliegt. Klingt kompliziert, wird aber im Folgenden als Theorie-light-Version auf den Punkt gebracht.

4.2.1 Kein Zweifel: Nur eindeutige Aussagen erwünscht

In der Medizin geht es vorwiegend um Aussagen, die nur im statistischen Mittel zutreffen und nicht für jeden Einzelfall gelten (sog. probabilistische Aussagen). Sind Prüfungsfragen nicht eindeutig gestellt und sind neben der vom IMPP favorisierten Lösung auch noch andere Antworten möglich, können die Prüflinge diese Fragen rügen. Voraussetzung hierfür ist selbstverständlich ein entsprechender Beleg in einem renommierten Fachbuch (mehr zum Thema Fragenrügen s. 1.5.1, S. 5). Solche strittigen Fragen machen dem IMPP Kummer, vor allem aber eine Menge Arbeit, da sie nachträglich aus der Wertung genommen werden müssen. Im Falle einer berechtigten Fragenrüge müssen sogar die Examensergebnisse korrigiert werden. Um dies zu vermeiden, versuchen die Mainzer Fragensteller daher schon im Vorfeld der Prüfung, ihre Fragen wasserdicht zu machen.

4.2.2 Relativ richtig oder absolut falsch? Sprachliche Hinweise auf die richtige Lösung

Um Fragen unstrittig zu machen und möglichen Fragenrügen aus dem Weg zu gehen, muss der Fragensteller ausgesprochen vorsichtig formulieren. Ein häufig eingesetztes sprachliches Mittel ist daher die Verwendung
- absoluter Formulierungen, um Fragen unstrittig falsch zu machen,
- während vorsichtig relativierende Formulierungen darauf zielen, die beabsichtigte Richtigaussage auch dann noch aufrecht erhalten zu können, wenn einzelne Literaturquellen diese Aussage in Frage stellen.

Um diese These zu überprüfen, haben wir uns über 8900 Fragen der ärztlichen Prüfungen angeschaut und festgestellt, dass das Wörtchen „kann" signifikant häufiger in richtigen als in falschen Aussagen verwendet wird. Umgekehrt haben wir keine einzige richtige Lösung gefunden, in der das Wörtchen „immer" verwendet wurde.
Insgesamt zeigte sich, dass vorsichtige Formulierungen (kann, selten, häufig, möglicherweise, in der Regel) Indikatoren für richtige Aussagen sind, hingegen absolute Formulierungen (muss, nie, unbedingt, immer) Indikatoren für falsche Aussagen sind.

Beispiele
Welche Aussage über verbale und nonverbale Kommunikation trifft nicht zu?
A) Mit sprachlichen Äußerungen können bevorzugt kognitive Sachverhalte vermittelt werden.
B) Paradoxe Kommunikation erfolgt **allein** non-verbal.

C) Non-verbale Äußerungen können vom „Sender" schlechter kontrolliert werden als verbale.
D) Non-verbale Äußerungen sind spontaner als verbale.
E) Kommunikationen können symmetrisch oder asymmetrisch verlaufen.
Lösung: B (absolute Aussage)

Welche der folgenden Aussagen trifft nicht zu?
A) Die Schmerztoleranz nimmt mit steigendem Lebensalter zu.
B) Personen mit hohen Angstwerten haben eine erhöhte Schmerzsensibilität.
C) Depression und chronischer Schmerz sind häufig miteinander assoziiert.
D) Es **gilt als gesichert**, dass Frauen eine niedrigere Schmerzschwelle haben als Männer.
E) Das Schmerzverhalten kann durch Modelllernen verändert werden.
Lösung: D (absolute Aussage)

4

Übrigens ...
In den Originalfragen sind die Formulierungen natürlich nicht fett gedruckt.

Darüber hinaus ergab unsere Altfragenanalyse noch folgende sprachliche Hinweise auf Richtigaussagen:
- Satzzeichen wie Anführungszeichen, Gedankenstriche und Klammern waren öfter im Zusammenhang mit richtigen als mit falschen Aussagen zu finden.
- Ungebräuchliche medizinische Begriffe waren häufig in der Formulierung von Falschaussagen anzutreffen. Also: Finger weg, wenn du noch nie etwas von den angebotenen Begriffen gehört hast!

4.2.3 Lügen haben kurze Beine – Satzlänge als Lösungshinweis

Wenn die Mainzer Fragenautoren eine Frage formulieren, haben sie zunächst einen bestimmten Sachverhalt vor Augen, der geprüft werden soll. Insbesondere bei der Formulierung der Richtigaussage wird dabei viel Zeit und Mühe aufgewendet, um Eindeutigkeit und Unstrittigkeit zu gewährleisten. Das Ergebnis ist in der Regel eine sprachlich differenzierte und daher relativ umfangreiche fachliche Aussage. Um nun eine MC-Frage aus der kreierten Richtigaussage zu machen, müssen vier weitere Aussagen formuliert werden. Doch hier scheint des Fragenstellers Energie bereits verpufft zu sein, denn die Formulierung der Distraktoren (angebotenen Falschantworten) fällt meist wesentlich nachlässiger und daher knapper aus (falsch ist schließlich falsch, da muss man sich nicht nach allen Seiten hin absichern). Unsere These lautet daher:

Merke!

Lange Sätze sind eher ein Indiz für Richtigaussagen – kurze Sätze stehen tendenziell für eine Falschaussage.

Um dies empirisch zu überprüfen, haben wir 270 Trifft-zu-Fragen und 375 Trifft-nicht-zu-Fragen analysiert, deren Antwortalternativen in Sätzen formuliert waren.
- Bei den **Trifft-zu-Fragen** enthielten die richtigen Aussagen durchschnittlich 102,78 Zeichen (Standardabweichung = 24,4); die 1.080 Falschaussagen enthielten dagegen durchschnittlich nur 74,5 Zeichen (Standardabweichung = 32,8).

Dieser Unterschied ist nicht nur höchst signifikant (T-Test für unabhängige Gruppen), sondern auch noch enorm bedeutend: In **51,9 % der Fälle** war der **längste Satz** die **gesuchte Lösung**! Umgekehrt war nur in 1,4 % der Fälle der kürzeste Satz die gesuchte Richtigaussage.

Dasselbe Phänomen ließ sich in den Trifft-nicht-zu-Fragen nachweisen: Je länger der Satz, desto wahrscheinlicher handelte es sich um eine richtige Aussage. Für die Trifft-nicht-zu-Fragen gilt daher im Umkehrschluss, dass die gesuchte Lösung in der Regel der kürzeste Satz ist.

- Bei den 375 untersuchten **Trifft-nicht-zu-Fragen** enthielten die darin formulierten 1.500 richtigen Aussagen im Mittel 87,7 Zeichen (Standardabweichung = 22,56), während die 375 falschen Aussagen (die gesuchten Lösungen) im Mittel nur 79,5 Zeichen umfassten.

Auch dieser Unterschied ist höchst signifikant, leider nicht ganz so bedeutend, da hier der kürzeste Satz nur in 23,5 % der Fälle die gesuchte Lösung war. Umgekehrt war aber nur in 3,7 % der Fälle der längste Satz die richtige Lösung. Dies ist gegenüber der erwarteten Häufigkeit von 20 % auch ein signifikanter, wenn auch kein so bedeutender Unterschied wie bei den Trifft-zu-Fragen.

Auch in den aktuellen Fragen hat sich dieser Trend fortgesetzt. So war in den Physikumsprüfungen in der Zeit zwischen Herbst 2004 und Frühjahr 2011 in 29,5 % der Fälle die längste Antwort auch die gesuchte Lösung. Eine Unterscheidung zwischen Trifft-zu- und Trifft-nicht-zu-Fragen wurde bei dieser Analyse nicht getroffen, da der Anteil der Trifft-nicht-zu-Fragen ohnehin bei nur noch 10 % liegt.

Das Fazit aus all diesen Betrachtungen mündet in der Erkenntnis, dass du die Ratewahrscheinlichkeit deutlich erhöhst, wenn du längere Antworten als richtige Aussage und kurze Antworten als falsche Aussage bewertest.

Beispiele

Primärer Krankheitsgewinn besteht nach psychoanalytischer Auffassung in dem Gewinn, der z. B. dann entsteht, wenn

A) ein Patient mit chronischen Schmerzen eine Rente zugesprochen bekommt.
B) ein krankes Kind von den Eltern besonders liebevoll umsorgt wird.
C) eine Patientin aufgrund einer Oberschenkelfraktur von einer ungeliebten Arbeitsstelle fern bleiben darf.
D) als Folge eines intrapsychischen Konfliktes eine körperliche Symptomatik entsteht und die Aufmerksamkeit dadurch von den Konflikten abgelenkt wird.
E) eine Patientin interessierte Zuhörer findet, wenn sie von ihrer Erkrankung erzählt.

Lösung: D (längster Satz)

Hier noch einmal die Zusammenfassung der sprachlichen Hinweise, die als Lösungshilfe genutzt werden können:

Hinweise auf richtige Aussagen	Hinweise auf falsche Aussagen
relativierende Formulierungen wie: meist, häufig, selten, kann	absolute Formulierungen wie: immer, nie, alle, nur
lange Sätze	kurze Sätze
Satzzeichen: ( ) „ “ – –	
geläufige Fachausdrücke	seltene (ungebräuchliche) Fachausdrücke

Tab. 5: Sprachliche Hinweise als Lösungshilfe

4.2.4 Fifty-Fifty-Fragen: Ein testtheoretischer Exkurs zur Trennschärfe

Eine gute Prüfungsfrage soll die Spreu vom Weizen trennen, sprich: Sie soll von Studenten, die gelernt haben, richtig und von denen, die nicht gelernt haben, falsch beantwortet werden. Je besser eine Frage diese Forderung erfüllt, desto höher ist ihre Trennschärfe und desto besser sind auch Reliabilität und Validität des Tests.

Die Trennschärfe hängt nun unmittelbar vom Schwierigkeitsgrad einer Frage ab: Sehr leichte Aufgaben, also Aufgaben, die jeder lösen kann, haben keine Trennschärfe. Dasselbe gilt für sehr schwere Aufgaben, die niemand lösen kann.

Da die Aufgaben aber aus testtheoretischen Erwägungen eine optimale Trennschärfe haben sollten, versucht man möglichst viele Aufgaben mit einem mittleren Schwierigkeitsgrad (Schwierigkeitsindex von 50 %) zu stellen. Das sind dann die Aufgaben, bei denen du drei der fünf Antwortalternativen ausschließen kannst, aber nicht in der Lage bist zu entscheiden, welche der übrig gebliebenen beiden Antwortalternativen letztlich die Richtige ist.

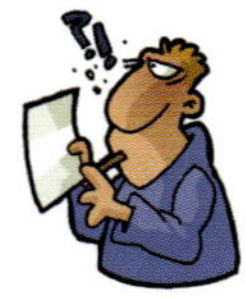

4.2.5 Ähnliche Formulierung

Um eine gute Trennschärfe zu erzielen, formulieren die Fragenautoren zunächst die richtige Aussage und dann eine zweite Aussage, die sehr ähnlich klingt, sich aber in einem wesentlichen Detail unterscheidet und somit falsch ist. Blöd für den Studenten, dem die Entscheidung zwischen der richtigen und der – sehr ähnlich klingenden – falschen Antwortalternative schwer fällt. Umso besser allerdings für den Fragensteller, denn er hat eine Frage im mittleren Schwierigkeitsbereich und somit die Voraussetzung für eine gute Trennschärfe geschaffen.

Doch hier kommt auch schon die gute Nachricht: In Kenntnis dieses Zusammenhangs kann man im Umkehrschluss auch ohne Fachwissen nach zwei sehr ähnlich klingenden Antwortalternativen suchen. Wenn man sich dann für eine dieser beiden Alternativen entscheidet, hat man seine Ratewahrscheinlichkeit bei solchen Fragen von mageren 20 % auf ansehnliche 50 % gesteigert.

Beispiele

Interindividuelle Gemeinsamkeit im Hinblick auf Lebensstandard, Chancen und Risiken, soziales Ansehen, Privilegien oder Diskriminierungen wird am besten durch folgenden Begriff erfasst:
A) Rollenkonformität
B) soziale Schicht
C) soziale Position
D) Gruppenkohäsion
E) Statuskristallisation
Ähnlich formuliert sind die Lösungsmöglichkeiten B und C; die **Lösung ist B**.

Die Indikation zur Austauschprophylaxe bei einem Neugeborenen infolge Rhesus-Inkompatibilität ist abhängig vom
A) Serumbilirubinwert des Neugeborenen.
B) Serumbilirubinwert der Mutter.
C) Ergebnis des Coombs-Test im Nabelschnurblut.
D) Blutgaswert und pH-Wert in der Nabelschnurvene.
E) Ergebnis des indirekten Coombs-Test.
Ähnlich formuliert sind die Lösungsmöglichkeiten A und B; die Lösung ist A.

An der Schulter treten Kontaktphänomene von Rotatorenmanschette und subakromialem Bogen als Impingementzeichen auf, wenn
A) der Oberarmkopf über den vorderen Pfannenrand luxiert.
B) der Arm zwischen 60 und 130 Grad abduziert wird.
C) der Arm maximal (= 180 Grad) abduziert ist.
D) Traktion auf den Arm ausgeübt wird.
E) Adduktion im Schultergelenk durchgeführt wird.
Ähnlich formuliert sind die Lösungsmöglichkeiten B und C; die **Lösung ist B**.

4.2.6 Gegensätzliche Formulierung

Damit der Student in der Prüfung nicht durch monotone Fragestellungen gelangweilt wird, bedienen sich die Spezialisten vom IMPP noch einer weiteren trennscharfen Strategie: Zwei der fünf angebotenen Lösungsmöglichkeiten enthalten völlig gegensätzliche inhaltliche Aussagen, von denen eine überdurchschnittlich häufig auch die gesuchte Richtigantwort ist. Vor dem Hintergrund dieser Erkenntnis erhöhen Rateprofis die wenig Erfolg versprechende a-priori-Ratewahrscheinlichkeit bei solchen Fragen von 20 % auf stattliche 50 %.

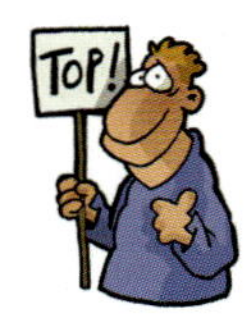

Beispiele
Hohe Cholesterin-Konzentrationen im Blutplasma können das Risiko einer koronaren Herzkrankheit erhöhen. Bestimmte Medikamente zur Senkung der Hypercholesterinämie hemmen kompetitiv ein Enzym, das die Bildung von Mevalonat im Rahmen der Cholesterin-Biosynthese katalysiert. Um welches Enzym handelt es sich?

A) Acyl-CoA-Cholesterin-Acyltransferase (ACAT)
B) β-Hydroxy-β-methyl-glutaryl-CoA-Reduktase (HMG-CoA-Reduktase)
C) β-Hydroxy-β-methyl-glutaryl-CoA-Synthase (HMG-CoA-Synthase)
D) Prenyl-Transferase
E) Squalen-Epoxidase

Gegensätzlich formuliert sind die Lösungsmöglichkeiten B und C (= Reduktase versus Synthetase); die **Lösung ist B**.

Die Kontrollüberzeugungen einer Person, die glaubt, eigenes schwer steuerbares Verhalten (z. B. Rauchen) unter Kontrolle bringen zu können, weil sie das eigene „Schicksal" in die Hand nehmen will, gelten als

A) internal kausal attribuiert
B) external kausal attribuiert
C) kognitiv rigide
D) extrinsisch motiviert
E) Keine der Aussagen A)–D) trifft zu.

Gegensätzlich formuliert sind die Lösungsmöglichkeiten A und B; die **Lösung ist A**.

4.2.7 Anders ist Trumpf

Um eine hohe Trennschärfe zu erreichen, erfreut sich in Fragenstellerkreisen auch die folgende Taktik großer Beliebtheit: Es wird zunächst die richtige Antwort formuliert. Dann werden vier untereinander ähnliche, aber gegenüber der richtigen

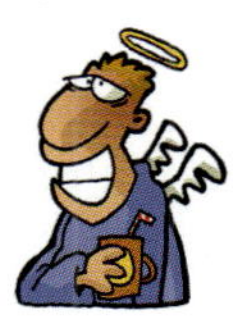

Antwort geringfügig abweichend formulierte Distraktoren hinzugefügt. Der normal denkende Student würde sich kaum trauen, die aus der Rolle fallende richtige Antwort zu kreuzen und prompt falsch liegen. Nur der MC-erfahrene Student würde es wagen, die exponierte Antwort zu kreuzen. Eine kluge Entscheidung, denn unsere Fragenanalyse hat auch ergeben, dass bei diesem Fragentyp überzufällig häufig die eine sich stark unterscheidende Antwortmöglichkeit auch die gewünschte Lösung ist. Im Klartext heißt das: Kreuzt man bei Aufgaben mit vier ähnlichen Antwortalternativen die fünfte, völlig abweichende Antwort an, liegt man überzufällig häufig richtig.

Beispiele
Am Ellenbogengelenk ist durch Palpation die Promotion der Olekranonspitze und der beiden Epikondylen des Humerus zu bestimmen. Die Verbindung dieser drei tastbaren Knochenvorsprünge bildet – bei Blick auf die Dorsolateralseite des Gelenkes – eine Linie in:

A) Extension
B) Flexion 30 Grad
C) Flexion 60 Grad
D) Flexion 90 Grad
E) Flexion 120 Grad

Die abweichende und richtige **Antwort ist A**.

Im Regelfall entspringt die Arteria ovarica dextra aus der

A) Arteria iliaca communis
B) Arteria iliaca interna
C) Arteria renalis dextra
D) Aorta
E) Arteria uterina

Die abweichende und richtige **Antwort ist D**.

4.2.8 Lösungshinweis Sicherheitsabstand

Wie schon mehrfach erwähnt, muss sich die richtige Lösung **eindeutig** von den angebotenen Falschantworten abheben. Daher ist das IMPP bemüht, bei der Frage nach biologischen Größen, die naturgemäßen Schwankungen unterliegen (z. B. Zykluslänge, Körperkerntemperatur, Atemzugvolumen etc.), die richtige Antwort von den Falschantworten so deutlich abzuheben, dass mit Sicherheit in keinem gängigen Lehrbuch ein Intervall angegeben ist, das noch eine der genannten Falschantworten einschließt. Man kann daher bei Fragen zur Größenordnung die richtige Lösung häufig daran erkennen, dass der Abstand zu den übrigen (Falsch-)Aussagen größer ist als der Abstand zwischen den Falschaussagen untereinander.

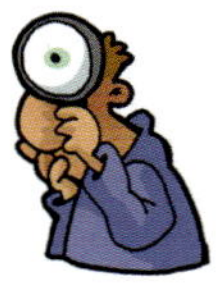

Bei folgender Frage nach dem weiblichen Eisprung weichen Lösung B und Lösung D nur so geringfügig von der gesuchten Richtigantwort (C) ab, dass beide ebenfalls als Richtiglösung eingeklagt werden könnten:

Nach wie viel Tagen findet gewöhnlich der weibliche Eisprung statt?
A) 7
B) 13
C) 14
D) 15
E) 23

In der folgenden Formulierung hingegen sind die Antwortalternativen so gewählt, dass die gewünschte Lösung hinreichend gegen die Falschantworten abgesichert ist:
Nach wie viel Tagen findet gewöhnlich der weibliche Eisprung statt?
A) 7
B) 9
C) 14
D) 21
E) 23

Merke!

Unser Ratetipp: Bei Fragen nach einer biologischen Größe, die naturgemäß Schwankungen unterliegt, entscheide dich für die Angabe, deren Abstand zu den übrigen Antwortmöglichkeiten am größten ist.

Beispiele
Bei welcher Temperatur liegt der kritische, d. h. tödliche Temperaturbereich des Körperkerns bei akuter allgemeiner Unterkühlung durch exogene Hypothermie?
A) bei 35° C
B) bei 32° C
C) bei 30° C
D) bei 25° C
E) Keine der genannten Temperaturen liegt im kritischen Bereich.
Die gewünschte **Lösung ist D**. Abstand zur nächsten Antwortalternative = 5, zwischen den anderen Antwortalternativen 2 bzw. 3.

Die einmalige Messung der Dauer eines Vorgangs A ergab tA = 110 ms. Die einmalige Messung eines Vorgangs B ergab tB = 100 ms. Die maximale relative Unsicherheit beider Messungen hat jeweils ± 0,5 % betragen.
Die maximale relative Unsicherheit der aus tA und tB errechneten Zeitdifferenz liegt am nächsten bei welcher der folgenden Angaben?
A) ± 0,3 %
B) ± 0,5 %
C) ± 1 %
D) ± 5 %
E) ± 10 %
Die gewünschte **Antwort ist E**. Abstand zu D = 5; Abstände zwischen den übrigen Nennungen max. 4.

Ein Sportler verrichtet körperliche Arbeit; dabei sei seine O_2-Aufnahme 1,2 l/min. Wie groß ist etwa die Leistung dieser körperlichen Arbeit (in Watt), wenn der Bruttowirkungsgrad 10 % beträgt (Energetisches Äquivalent des O_2 sei 20 kJ pro l) ?
A) 40 W
B) 100 W
C) 160 W
D) 200 W
E) 240 W
Die richtige **Lösung ist A.**

4.2.9 Synonyme für Prüfungserfolg

Mitunter könnte man meinen, die Fragensteller erlaubten sich, neben medizinischem Fachwissen auch den gesunden Menschenverstand der Studenten einer Überprüfung zu unterziehen. So lassen sich immer wieder Fragen finden, bei denen in zwei Antwortalternativen Synonyme als Lösung angeboten werden. Der goldenen **Eindeutigkeitsregel** für Prüfungsfragen folgend, sind diese beiden Möglichkeiten selbstverständlich NICHT die gesuchte Lösung.
Hier ein praktisches Beispiel für Theorie-Allergiker: Würde das IMPP danach fragen, welche Frucht gelb ist und als Lösungsmöglichkeiten sowohl Orange als auch Apfelsine anbieten, kann weder die Apfelsine noch die Orange die gesuchte Lösung sein.
Wer pfiffig genug ist, die Synonyme auszumachen und als Richtigantwort auszuschließen, steigert damit seine Ratewahrscheinlichkeit von 20 % auf immerhin 33 %.

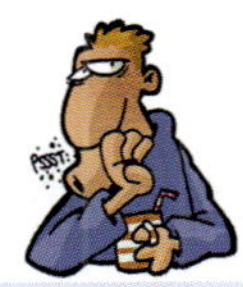

Beispiel
Die Intelligenzunterschiede zwischen zwei Personen werden im HAWIE abgebildet auf einer:
A) Ordinalskala
B) Nominalskala
C) Intervallskala
D) Absolutskala
E) Verhältnisskala
Da Absolutskala (D) und Verhältnisskala (E) dasselbe bedeuten, kommen als Lösung nur noch die Antwortmöglichkeiten A–C in Frage. In diesem Fall ist die gesuchte **Lösung C**.

Noch ein Beispiel für ganz Schlaue
Zwei Enzyme konkurrieren um ein Substrat. Der Hauptteil des Substrats wird umgesetzt vom Enzym mit
A) der größten Molmasse
B) dem höheren KM-Wert
C) der höheren Aktivität und dem niedrigeren KM-Wert
D) der niedrigeren Aktivität und dem höheren KM-Wert
E) der größten Spezifität für das Substrat
Dies ist eine (Rate-)Expertenfrage, bei der durch die Anwendung von zwei MC-Strategien die Ratewahrscheinlichkeit auf 100 % nach oben katapultiert werden kann:
- Wegen ihrer **gegensätzlichen Formulierung** (s. 4.2.6, S. 32) kann man die gesuchte Richtigantwort von vornherein auf die Alternativen C und D eingrenzen.
- Da sowohl in Lösung B als auch in Lösung D vom höheren KM-Wert die Rede ist, können wir – **Synonym** sei Dank – Antwortmöglichkeit C eindeutig als Richtigantwort identifizieren. Ein 100 %-Treffer – selbst bei 0 Fachwissen!

4.2.10 Ausgezählt! Statistische Ratehilfe

Bei Reihenfolgefragen (z. B. Stoffwechselkaskaden, Bedürfnishierarchie, Entwicklungsphasen) kannst du die Lösung statistisch ermitteln, indem du in einem ersten Schritt Spalte für Spalte die häufigste Nennung markierst und dich dann im zweiten Schritt für die Zeile mit den meisten Markierungen als Lösung entscheidest. Der Grund, weshalb derartige Häufigkeitsanalysen nicht selten zur gewünschten Lösung führen, ist wieder einmal in der Arbeits- und Denkweise des Fragenstellers zu finden: Dieser verwendet all seine Energie und Konzentration auf die Generierung der richtigen, eindeutigen und damit unanfechtbaren Lösung. Für die Schaffung falscher Reihenfolgen bleibt da natürlich nicht mehr viel Fantasie übrig mit dem Erfolg, dass sich die falschen Reihenfolgen gegenüber der richtigen Reihenfolge jeweils nur in ein oder zwei Positionen unterscheiden.

Beispiele

Ordnen Sie die genannten Enzyme in der Reihenfolge ihrer Beteiligung an der DNA-Replikation.

1. DNA-Ligase
2. DNA-Polymerase
3. RNA-Polymerase
4. Ribonuclease

Spalte	1	2	3	4	Anzahl Sterne
A)	1	2*	3*	4	2
B)	4	2*	3*	1*	3
C)	3*	2*	4*	1*	**4**
D)	2	3	4*	1*	2
E)	3*	2*	1	4	2

Tab. 6: Statistische Ratehilfe

Schritt 1: Spaltenweises Markieren der am häufigsten genannten Zahl mit einem Sternchen (z. B. in Spalte 1 die Zahl 3).
Schritt 2: Zeilenweises Zusammenzählen der Sternchen für die Antworten A) bis E).
Die **Lösung ist C**: Über die Zeile gezählt hat sie die meisten Markierungen.

Bringen Sie die folgenden Glieder der intrazellulären Signalkette der Beta-adrenergen Hormonwirkung in die richtige Reihenfolge:

1. Aktivierung der Adenylatcyclase
2. Anstieg der Konzentration des cAMP
3. Bindung von GPT (Guanintriphosphat) an Gs-Protein
4. Hormon-Rezeptor-Bindung
5. Proteinphosphorylierung
6. Aktivierung von Proteinkinase

A) 4 → 3 → 1 → 2 → 6 → 5
B) 3 → 4 → 1 → 2 → 6 → 5
C) 4 → 3 → 2 → 1 → 6 → 5
D) 4 → 3 → 1 → 2 → 5 → 6
E) 4 → 6 → 3 → 1 → 2 → 5

Lösung A

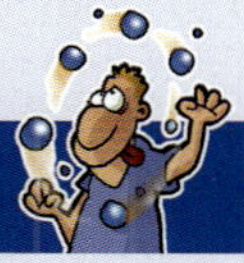

Vermeide unnötige Fehler und

- bearbeite die Aufgaben der Reihe nach, zieh keine Fragen vor.
- markiere alle Aussagen zunächst unabhängig vom Fragetyp, entscheide dich dann bei einer „Trifft-zu-Frage" für die richtige und bei einer „Trifft-nicht-zu-Frage" für die falsche Aussage.
- übertrage die Lösung sofort auf den Computerbogen und warte damit nicht bis zum Ende der Prüfungszeit.
- kreuze auch bei Aufgaben, die du zunächst zurückstellen willst, eine Lösung auf dem Computerbogen an.
- halte dich nicht zu lange an einzelnen Aufgaben auf und entscheide dich spätestens nach drei Minuten (der doppelten durchschnittlichen Bearbeitungszeit) für eine Lösung.
- kontrolliere dein Timing und setze „Zeitbojen", indem du neben Aufgabe 45, 85 und 125 (bzw. im Hammerexamen an die Fälle) jeweils Stundenmarken setzt, anhand derer du misst, wie gut du in der Zeit liegst.
- mache stündlich kurze Pausen, um deine Konzentrationsfähigkeit aufrecht zu erhalten.
- korrigiere am Ende keine Fragen mehr. Am Klausurende ist die Konzentrations- und Leistungsfähigkeit so weit herabgesetzt, dass vormals richtige Lösungen im Nachhinein meist verschlimmert werden.

Rate gekonnt und bedenke, dass

- relativierende Formulierungen (wie „kann" und „selten") signifikant häufiger in richtigen Aussagen vertreten sind. Bei Trifft-zu-Fragen sind sie daher ein Hinweis auf die richtige Lösung.
- absolute Formulierungen (wie „muss" und „nie") signifikant häufiger in falschen Aussagen vertreten sind. Bei Trifft-nicht-zu-Fragen sind sie daher ein Hinweis auf die richtige Lösung.
- Satzzeichen (Gedankenstriche, Kommata, Klammern etc.) sich häufiger in richtigen Aussagen finden.
- bekannte Fachausdrücke sich häufiger in richtigen Aussagen finden, ungewöhnliche oder selten gebrauchte Wörter dagegen häufiger in falschen Aussagen.
- lange Sätze häufig richtige Aussagen kennzeichnen.
- ähnliche Formulierungen zweier Antwortalternativen darauf hindeuten, dass eine der beiden die richtige Lösung ist.

5 Effektive Vorbereitung auf die mündliche Prüfung

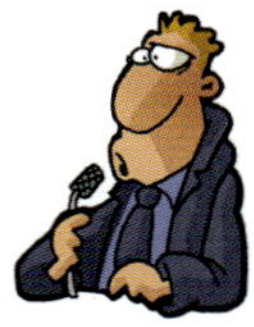

Auf Augenhöhe mit dem Prüfer:
Die mündliche Prüfung ist für die meisten Studenten der Stoff, aus dem die Albträume sind. Zahlreiche Frontberichte vergangener Prüfungsjahrgänge legen den Schluss nahe, die mündliche Prüfung sei gewissermaßen ein „freestyle event“, deren Ausgang nicht von fachlicher Leistung, sondern vielmehr von der Subjektivität und Willkür des Prüfers abhinge. Dieser hohe Grad an Unkalkulierbarkeit ist es, der Angstfantasien nährt und erwachsene Prüflinge mitunter zu ängstlich brabbelnden Kindern mutieren lässt. Höchste Zeit also, sich einmal eingehend mit dem Prüfungsgespräch zu beschäftigen.

5.1 Prüfen und Plauschen

Die mündliche Prüfung ist eine Kommunikation im direkten menschlichen Kontakt. Ergo greifen hier genau dieselben Mechanismen, die in jeder direkten Gesprächssituation wirksam sind.
Da wir einen großen Teil unseres Lebens mit Reden verbringen, sind wir alle in Sachen Kommunikation regelrechte Profis. Aufgrund jahrelanger Gesprächspraxis verfügen wir nämlich über ein erlerntes Verhaltensprogramm zur erfolgreichen Gesprächsführung. So sind wir beispielsweise schon als Kinder in der Lage, unsere Eltern davon zu überzeugen, dass das Barbie-Mobil nicht etwa ein Haufen rosa Plastikschrott ist, sondern das entscheidende Requisit, um aus uns einen glücklichen Menschen zu machen.
Doch leider ist uns in der Regel **nicht bewusst**, welche Strategien wir im einzelnen anwenden, um unsere Gesprächsziele zu erreichen. Wollen wir das Prüfungsgespräch erfolgreich meistern, wird es jedoch höchste Zeit, das zu ändern!

5.2 Schein oder Sein? Die offiziellen und inoffiziellen Inhalte des Prüfungsgesprächs

Wer kennt sie nicht, die Vielschwaller, Dünnbrettbohrer, Vertreternaturen, die trotz minimaler Fachkenntnisse den Prüfer derart betören, dass sie mit stolz geschwellter Brust und einer passablen Beurteilung den Prüfungsraum verlassen. Eine schreiende Ungerechtigkeit und Dokument professoraler Willkür? Nicht unbedingt, denn genau hier liegt der Schlüssel zum Erfolg. Es kommt nämlich nicht (allein) darauf an, das erforderliche Fachwissen zu besitzen, vielmehr muss man in der Lage sein, dem Prüfer dessen Vorhandensein überzeugend zu **präsentieren**.

Merke!

Jede menschliche Kommunikation verläuft gleichzeitig auf zwei Ebenen, der Vernunft- und der Gefühlsebene.

Den Nachweis unserer fachlichen Qualifikation erbringen wir im Idealfall über unsere inhaltlichen Äußerungen, die der Prüfer auf der Vernunftebene wahrnimmt und bewertet. Während in der Anonymität der Prüfungsklausur ausschließlich die sachlich korrekte Aussage über Erfolg oder Misserfolg entscheidet, wird in der mündlichen Prüfung jedoch nicht nur das Fachwissen, sondern auch die **Person des Kandidaten** einer Beurteilung unterzogen. Der Kandidat muss nämlich nicht nur beweisen, dass er über die seinem Ausbildungsstand entsprechend geforderten fachlichen Qualitäten, sondern auch über die charakterliche Eignung eines Arztes in spe verfügt. Hierzu zählen z. B. Selbstsicherheit, Belastbarkeit, angemessene Umgangsformen etc.

All dies vermittelt der Prüfling unbewusst und zumeist durch Signale auf der non-verbalen Ebene, wie durch seine äußere Erscheinung, seine Sprache oder Körperhaltung.

Ein interessantes Detail in diesem Zusammenhang ist die kommunikationswissenschaftliche Erkenntnis, dass die **Gefühlsebene** im Gespräch die Wahrnehmung auf der **Vernunftebene maßgeblich beeinflusst**. Grund hierfür ist, dass beim Erstkontakt zwischen zwei Fremden ein Verhaltensprogramm abläuft, dass noch aus grauer Vorzeit stammt und in einer potenziell feindlichen Umwelt (Säbelzahntiger, feindliche Stämme) menschliches Überleben sichern sollte. Im Sinne einer „fight-or-flight-Entscheidung" musste blitzschnell eine Einschätzung der Situation bzw. des Gegenübers vorgenommen werden, die das weitere Handeln bestimmte. Exakt diese Orientierungsreaktion läuft auch heute noch in uns ab, und da diese Orientierung nur wenige Sekunden dauert, liegt die Vermutung nahe, dass unsere hauptsächlichen Informationsquellen non-verbaler Natur sind.
Ergänzt wird diese Erkenntnis durch Forschungsergebnisse aus der Wahrnehmungspsychologie. Diese besagen, dass jeder Mensch bestrebt ist, für Annahmen, die er zu Beginn einer Kommunikationssituation gemacht hat, im Gesprächsverlauf weitere Indizien zu finden.
Entgegen anders lautender Gerüchte ist ein Prüfer auch nur ein Mensch, d. h. auch seine Wahrnehmung und Meinungsbildung folgen den oben beschriebenen Mechanismen. Hast du dir dies vergegenwärtigt, kannst du dich gezielt auch auf diesen wichtigen Aspekt des Prüfungsgesprächs vorbereiten.

5.3 Tasten und Testen: Die Begrüßungsphase

In der Begrüßungsphase tasten sich die Gesprächspartner aneinander heran. Es entsteht ein erster Eindruck vom Prüfling, ein „Vor-Urteil", für das der Prüfer im weiteren Gesprächsverlauf versuchen wird, immer neue Belege zu finden. Zur Not wird das Gehörte/Gesehene im Unterbewusstsein kurzerhand passend gemacht, um eventuelle Disharmonien zwischen Vernunft- und Gefühlsebene zu beseitigen.
Da die Begrüßungsphase sehr knapp und wortarm ist, entsteht der prägende Erst-Eindruck (primacy effect) hauptsächlich aufgrund der vom Prüfling vermittelten **non-verbalen Signale**. Unter Berücksichtigung dieser Tatsache können die folgenden Tipps den Prüfer positiv auf uns einstellen:

5.3.1 Kleidung und äußere Erscheinung

Die äußere Erscheinung am Prüfungstag sollte dem formalen Anlass einer Prüfung gerecht werden. Textile Demonstrationen der eigenen Individualität sollten aus taktischen Gründen entfallen. Ratsam ist dagegen, sich für einen möglichst optimalen Kompromiss zwischen den Anforderungen der Prüfungssituation und den eigenen Vorstellungen zu entscheiden, damit uns am Tag X nichts aus der Fassung bringt.
Auch kann es nicht schaden, das Prüfungsoutfit Probe zu tragen. Auf diese Weise können wir unser äußeres Erscheinungsbild mit unserem Selbstbild in Einklang bringen. Dieser scheinbar alberne Mummenschanz hat einen durchaus ernsthaften Hintergrund, denn: Wer sich in der Prüfung irgendwie verkleidet, in seiner Bewegungsfreiheit eingeschränkt oder lächerlich fühlt, könnte ungewollt die falschen Signale in Richtung Prüfer aussenden.

5.3.2 Körperhaltung und Auftreten

Die Haltung des Körpers ist eine der wichtigsten Strategien, um bewusst Kompetenzsignale zu senden. Entspanntheit und Selbstbewusstsein als positive Verhaltensmerkmale können durch eine kontrollierte Körperhaltung zum Ausdruck gebracht werden. Bewegt man sich beim Betreten des Prüfungsraums auf den Prüfer zu, sollte der **Gang im**

Tempo gemäßigt sein und eine bewusst **aufrechte Haltung** Dynamik und Selbstbewusstsein signalisieren.
Probier unterschiedliche Gangarten im Hinblick auf Tempo und Anspannung aus, indem du auf dein Spiegelbild zugehst und es als imaginären Prüfer begrüßt. Die zunehmende Routine führt zur Entspannung, sodass sich das gewünschte Kompetenzsignal von allein einstellt.
Später kann das Gangtraining um die Komponente **Blickkontakt** erweitert werden. Geh auf den „Prüfer" im Spiegel zu und versuche, dem Blickkontakt standzuhalten. Dem Gegenüber in die Augen sehen zu können, signalisiert Ebenbürtigkeit und hilft dabei, als Gesprächspartner und nicht als Opfer gesehen zu werden. Bitte das Lächeln nicht vergessen, ansonsten wirkt ein fester Blick aggressiv und der Prüfer könnte sich aufgefordert fühlen zu zeigen, wer der Herr im Haus ist.
Probier verschiedene **Sitzpositionen** aus! Benutze auch hier dein Spiegelbild als Kontrolle. Ziel ist es, eine Sitzposition zu finden, die Selbstbewusstsein und Entspanntheit ausdrückt, z. B. mit übereinander geschlagenen Beinen, die Hände lose im Schoß oder entspannt auf dem Tisch. Die ideale Sitzposition vermeidet häufige Korrekturen (gern als nervöses Gezappel = Unsicherheit interpretiert).

Übrigens ...
Noch ein wichtiger Hinweis: Immer wieder versuchen Prüflinge, einen **Mitleidsbonus** bei ihrem Prüfer zu ergattern, indem sie ihre Nervosität und Unsicherheit nur allzu deutlich zur Schau stellen. Leider verfehlt diese Strategie in den meisten Fällen ihren Zweck, da Verhalten stets spiegelbildliches Verhalten provoziert. Will heißen: Einem vermeintlichen Opfer gegenüber wird der Prüfer eher als Täter agieren, während ein potenzieller Gesprächspartner eher zu partnerschaftlichem Verhalten animiert. („Kehlezeigen" funktioniert leider nur in der Tierwelt mit einiger Zuverlässigkeit.)

5.4 Sauber starten: Das „Warming-up"

Als Warming-up bezeichnet man die Phase im Prüfungsgespräch, in der die ersten inhaltlichen Äußerungen getroffen werden. Zur Annäherung und zum Stressabbau stellt der Prüfer hier in der Regel eine offene Eingangsfrage. Das bedeutet: Der Prüfling hat den aktiven Sprecherpart und verfügt bei der Antwortgestaltung sowohl zeitlich als auch inhaltlich über einen maximalen Freiheitsgrad, indem er allein entscheidet, WAS und WIE VIEL er erzählt. Dieses Angebot ist eine einmalige Gelegenheit, **sicheres Wissen effektvoll** zu **präsentieren**, während die weißen Flecken auf unserer thematischen Wissenskarte gekonnt umgangen werden.
Das Warming-up ist beendet, sobald der Prüfling seinen Redefluss unterbricht oder durch signifikante fachliche Fehler den Prüfer aktiviert. Dein Verhaltensziel in dieser Phase muss es daher sein, ein Maximum an Prüfungszeit durch selbst bestimmtes Sprechen zu verbrauchen und eine vorzeitige Einmischung des Prüfers zu verhindern.
Hier eine Auswahl geeigneter Strategien:

5.4.1 Sprechtempo kontrollieren

In ihrer Aufregung neigen die meisten Prüflinge dazu, ihr Sprechtempo auf das doppelte Alltagsmaß zu erhöhen. Leider ist man bei einem solchen Tempo auch genötigt, die doppelte Menge an Information zu liefern. Das Ergebnis: Ist das zur Beantwortung der Prüferfrage vorhandene Fachwissen begrenzt, hat man vorzeitig seine Munition verschossen und der Prüfer übernimmt den aktiven Part. Außerdem kann die doppelte Menge an Informationen auch die doppelte Menge potenzieller Fehler enthalten, was den gewollten Eindruck unserer Fachkompetenz nicht unbedingt unterstreicht.

Das Mittel der Wahl ist hier eine bewusste Kontrolle des eigenen Sprechtempos. **Langsames Sprechen** verbraucht Prüfungszeit, hat einen selbstberuhigenden Effekt und suggeriert darüber hinaus Selbstbewusstsein.

> **Übrigens ...**
> Das Sprechtempo lässt sich durch folgende Übung bewusst verlangsamen: Sprich dir in deinem normalen Sprechtempo einen kurzen Text vor, den du auswendig hersagen kannst. Stopp die Zeit und versuche in den folgenden Durchgängen, die Sprechdauer möglichst zu verdoppeln. Versuche auch im Alltagsgespräch, sooft du daran denkst, dein Sprechtempo gezielt zu verlangsamen. Du wirst die Erfahrung machen, dass du dich besser konzentrieren kannst, dich insgesamt entspannter fühlst und dass deine Zuhörer aufmerksamer sind als üblich.

5.4.2 Antworten sinnvoll strukturieren

Verfahr bei deinen Antworten grundsätzlich nach der Faustregel **Skelett vor Detail**. Eine vom Allgemeinen zum Speziellen voranschreitende Antwortstruktur erlaubt dir, ein Maximum an Prüfungszeit selbstbestimmt zu gestalten und eine vorzeitige Einmischung des Prüfers zu verhindern. Je mehr du (quantitativ) zu sagen hast, desto deutlicher gelingt es dir, (Fach-)Kompetenz zu suggerieren. Es sei allerdings angemerkt, dass eine unabdingbare Erfolgsvoraussetzung für diese Strategie die fachliche Korrektheit deiner Äußerungen ist.
Als Übung kannst du dir eine Zusammenstellung der großen Themen in den prüfungsrelevanten Fächern anfertigen (z. B. Physiologie = Niere, Hormone ...). Kleide dann diese Themen in eine offene Eingangsfrage (z. B. „Erzählen Sie mir doch mal etwas über ...") und gib dir selbst die Antwort, indem du bewusst vom Allgemeinen zum Speziellen voranschreitest. Notier dir, an welcher Stelle du ins Stocken kommst und versuche, beim nächsten Durchgang einen geeigneten Anschluss zu finden. Wenn deine Fantasie ein wenig Starthilfe benötigt, geh einfach das Inhaltsverzeichnis eines beliebigen Lehrbuchs unter der Fragestellung durch: Was würde ich sagen, wenn mich der Prüfer fragt: „Erzählen Sie mir etwas zu (Überschrift aus dem Inhaltsverzeichnis)?"

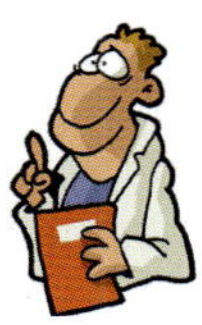

Führe als Training in deiner Arbeitsgruppe eine Simulation dieser Gesprächsphase durch. Lass dir eine offene Eingangsfrage stellen und bitte die anderen, sich überall dort mit Fragen einzuschalten, wo eine Nachfrage erforderlich scheint. Je länger du dann ungestört reden kannst, desto besser ist deine Antwortstruktur.

5.4.3 Mit Pausen richtig umgehen

Die meisten Prüflinge fühlen sich während des Prüfungsgesprächs permanent unter Zeitdruck. Folglich hasten sie durch die Themen, bis schließlich ihr Sprechen das Denken überholt und sich der Prüfer regulierend einschalten muss.
Sprechpausen scheinen tabu, dabei haben Pausen eine überaus wichtige Funktion im Prüfungsgespräch. Schließlich geben sie dem Prüfling die nötige Zeit, seine Gedanken zu ordnen und fördern so einen logisch-stringenten Vortrag.
Um den Sprecherpart und damit die aktive Gesprächssteuerung im Warming-up möglichst lange zu behalten, muss jedoch verhindert werden, dass der Prüfer die eingeschobenen Pausen als Startsignal missdeutet.

> **Übrigens ...**
> Versuch einfach als Übung ein Gefühl dafür zu bekommen, welche Pausenlänge vom Prüfer toleriert wird. Bitte deine Arbeitsgruppe, dich zu prüfen und setz bewusst Pausen, ohne die Mitspieler über den Trainingsziel zu informieren.

Achte im Prüfungsverlauf dann jeweils auf die Pausenlänge bis zur nächsten Prüfereinmischung. Auf diese Weise gewinnst du ein sicheres Gefühl für die zeitliche Angemessenheit von Sprechpausen.

Solltest du in der Prüfung eine Pause zum Nachdenken brauchen, sollte dies unbedingt kommentiert werden, um den Prüfer von der Übernahme des Sprecherparts abzuhalten. Am besten legst du dir schon während der Prüfungsvorbereitung eine Formulierung für diesen Fall zurecht, damit du im Ernstfall nicht durch sprachliche Improvisationen ins Trudeln kommst (z. B. „Entschuldigen Sie bitte, ich muss ganz kurz meine Gedanken ordnen."). Den höchsten Stressfaktor im Prüfungsgespräch haben Pausen, weil man auf Anhieb keine Antwort parat hat. Versuch an dieser Stelle „laut zu denken", d. h. lass den Prüfer an deiner Antwortfindung teilhaben. Bemüh dich, auf der Basis dir bekannter Fakten eine Antwort herzuleiten. Immerhin ist dieses Verfahren besser als ein vorschnelles Passen, da du auf diese Weise wenigstens in Teilbereichen deine Kompetenz dokumentieren kannst.

5.4.4 Laut und deutlich sprechen

Die Sprachqualität (Lautstärke, Intonation, Tempo) ist ein überaus deutliches Kompetenzsignal. Mit dem vorrangigen Ziel, in dieser Prüfungsphase eine vorzeitige Prüfereinmischung zu verhindern, ist insbesondere die **Lautstärke** von großer Bedeutung. Eine laute und klare Aussprache kann z. B. verhindern, dass der Prüfer deine Ausführungen rein akustisch nicht versteht und sich deshalb mit einer Frage einschaltet. Nicht selten wird damit eine ganze Kaskade von Missverständnissen in Gang gesetzt:
Durch die Prüferfrage verunsichert, glaubst du möglicherweise einen Fehler gemacht zu haben und dein Vortrag kommt abrupt zum Stillstand. Das wiederum missdeutet der Prüfer als Unwissen und hakt entweder mit Detailfragen zum Thema nach oder geht zum nächsten Thema über – allerdings nicht ohne sich ein entsprechendes Minus zur vorangegangenen Performance vermerkt zu haben ...
Abgesehen davon suggeriert eine angemessene Lautstärke, dass du hinter dem stehst, was du sagst und ist damit eine eindeutige Dokumentation von Selbstbewusstsein und Kompetenz. Und bitte keine falsche Scheu: Eine geflüsterte Falschantwort (womöglich noch mit einem intonatorischen Fragezeichen am Ende) ist mit Blick auf die Endbeurteilung nicht weniger gravierend als eine laut und deutlich vorgetragene.

5.5 Die heiße Phase: Das „Frage-Antwort-Spiel"

Nach dem offenen Einstieg beginnt üblicherweise das „Frage-Antwort-Spiel", das sich unangenehmerweise durch eine verstärkte Aktivität und Dominanz des Prüfers auszeichnet.
Während die allgemein gehaltenen Fragen des Warming-up eher auf das Abfragen von Grundlagenkenntnissen zielten, geht es nun verstärkt in den Detailbereich.
Dein vorrangiges Ziel in dieser Phase sollte es daher sein, die Zahl der Prüferfragen möglichst gering zu halten und auch deren Tiefenreichweite auf ein für dich vertretbares Maß zu begrenzen.
Hier einige Vorschläge zum strategischen Vorgehen:

5.5.1 Antworten sinnvoll strukturieren

Wie schon in der Frühphase des Prüfungsgesprächs sollten auch jetzt die Antworten generell vom Allgemeinen zum Speziellen strukturiert werden. Grundlage dieser Faustregel ist die Erkenntnis, dass jede unserer fachlichen Äußerungen ein potenzielles Angebot an den Prüfer darstellt, uns mit weiterführenden Fragen auf den Zahn zu fühlen. Die wenigsten Prüfer verfügen nämlich über einen vorgefertig-

ten Fragenkatalog und greifen daher dankbar jede Anregung für die weitere inhaltliche Gestaltung des Prüfungsgesprächs auf.
Um die Prüfungsthemen und die Fragerichtung des Prüfers steuern zu können, solltest du zunächst nur relativ allgemeine Aussagen treffen, um dich dann nach und nach zu spezielleren Themenaspekten vorzuarbeiten. Hakt der Prüfer auf der oberen Ebene ein, stehen dir bei dieser Vorgehensweise noch genug Detailinformationen zur Verfügung, um Rede und Antwort stehen zu können. Verfährst du umgekehrt, läufst du Gefahr, dass die zuerst angebotenen Details zum Ausgangspunkt für noch detailliertere Prüferfragen werden, sodass du womöglich vorzeitig passen musst. Eine überzeugende Darstellung deiner Fachkompetenz wird dann vermutlich schwer fallen.

5.5.2 Das Prüfungsgespräch steuern

Wer sein Gesicht in der Detailfragerunde wahren will, sollte möglichst **kontrollierte Antworten** geben, um sich ein Mindestmaß an thematischer Steuerung zu sichern. Nur so besteht die Möglichkeit, nicht Gewusstes dezent zu verschweigen und stattdessen sicher Gewusstes zu thematisieren. Aus diesem Grund sollten in den Antworten ausschließlich Angaben (z. B. Mengen, Größen, Fachtermini) gemacht werden, die bei näherer Nachfrage auch genauer erläutert werden können. Andererseits können Details auch gezielt eingeflochten werden, um den Prüfer zu Nachfragen zu provozieren und dann fachlich zu glänzen.

Übrigens ...
Auch hier lässt sich die Fähigkeit zur Gesprächssteuerung am besten in der Arbeitsgruppe trainieren, indem man versucht, fachliche Köder auszulegen und beobachtet, wann und wie der „Prüfer" reagiert.

5.5.3 Antwortspielräume ausbauen

Weniger Prüferfragen bedeuten mehr Antwortspielräume für den Prüfling. Gleichzeitig erlaubt die quantitative Minimierung der Prüferfragen dem Kandidaten besser zu steuern, was er darstellen will oder kann, sodass sich die Gefahr, bei Lücken ertappt zu werden, erheblich verringert. Und nicht zuletzt bedeutet ein selbstbestimmtes und möglichst ausgedehntes Gestalten von Prüfungszeit, dass weniger Themen/Gebiete abgefragt werden können.

- Gewöhn dir daher in Prüfungssimulationen an, grundsätzlich in **ganzen, zusammenhängenden Sätzen** zu antworten. Klingt banal, ist es aber nicht, zumal sich unter dem Eindruck der Prüfungssituation so manch forscher Redner zum einsilbigen Stammler wandelt.
- Denk daran, dass (selbst richtige) Stichworte häufig geraten wirken und bei der Endbeurteilung im ungünstigsten Fall als bloßes Fragmentwissen eingestuft werden.
- Kombiniere die Strategie der ausführlichen Formulierungen mit einer bewussten Kontrolle des Sprechtempos, um bei deinen Antworten möglichst viel Prüfungszeit zu verbrauchen.
- Trainier die inhaltliche Strukturierung deiner Antworten unter dem Aspekt der Nachvollziehbarkeit. Sollte sich aus der Prüferperspektive ein roter Faden vermissen lassen, ist mit häufigen und vorzeitigen Einmischungen und damit mit dem Verlust des Sprecherparts zu rechnen.

5.5.4 Sich auf den Prüfer einstellen

In der heißen Phase des Prüfungsgesprächs sollte jede unnötige Spannung zwischen Prüfer und Prüfling vermieden werden. Aus diesem Grund muss der Kandidat versuchen, sich möglichst schnell auf den Fragestil des Prüfers einzustellen. Ausschweifende Antworten werden den Stichwort-Frager ebenso in Wallung bringen wie Telegrammstil-Antworten den offenen Frager. Die Konsequenz einer missglückten Einstellung auf den Prüfer ist in der Regel das vorzeitige Abkappen der Prüflingsbeiträge. Dadurch werden Selbstbewusstsein und Konzentrationsfähigkeit des Kandidaten unterminiert. Darüber hinaus könnte der Prüfer unbewusst die Unfähigkeit zur Verhaltenseinstellung mit einer allgemeinen bzw. fachlichen Unsicherheit assoziieren. Spiel daher in Prüfungssimulationen verschiedene Prüfertypen durch mit dem Trainingsziel, deine Antworten möglichst schnell dem Fragestil des Prüfers anzupassen. Fertige dazu z. B. eine Kurzbeschreibung verschiedener Prüfertypen an. Ein Mitglied der Lerngruppe wählt dann heimlich einen Prüfertypen aus, den er in der folgenden Simulation verkörpern will. Nach der „Prüfung" beurteilt der Prüfer das Anpassungsvermögen des Kandidaten und gibt ggf. Hinweise zur Optimierung des Antwortstils.

Prüfertyp	Merkmale
Der Unaufmerksame	gibt kein sichtbares Feedback, verunsichert durch scheinbare Gleichgültigkeit.
Der offene Frager	stellt allgemeine Fragen; ist zufrieden, solange der Kandidat fließend vorträgt und keine allzu gravierenden Fehler macht.
Der Besserwisser	verunsichert dadurch, dass er jede Antwort präzisiert.
Der Sarkast („Spaßvogel")	unterstreicht seine überlegene Position, indem er die Beiträge oder die Person des Prüflings ironisch kommentiert.
Der Philantrop	versucht aus jedem Prüfling das Beste herauszuholen, gibt Anhaltspunkte und Hilfestellungen.
Der Dynamische	legt ein atemberaubendes Tempo vor, stellt oft mehrere Fragen gleichzeitig und erwartet kurze und präzise Antworten.

Tab. 7: Beispiele für Prüfertypen

5.5.5 Mut zur Lücke

Irgendwann kommt in den meisten Prüfungen der Punkt, an dem statt der gewünschten Antwort nur Fragezeichen vor unserem geistigen Auge erscheinen. In Panik greifen viele Kandidaten dann automatisch auf Strategien zurück, die noch aus dem Fundus ihrer Schülerzeit stammen und nicht nur deshalb der Vergangenheit angehören sollten. Formulierungen wie „Also, Sie können mir glauben, vorhin habe ich es noch gewusst!" oder „Im Augenblick komme ich einfach nicht drauf ..." kennt ein Prüfungsprofi in- und auswendig, ebenso ihren Hintergrund.
Günstiger ist es hier, mit offenen Karten zu spielen und mit einer Bemerkung wie „Tut mit leid, da bin ich im Augenblick überfragt ..." eine neue Spielrunde einzuleiten. Sicherlich wird dieses Wissensdefizit in irgendeiner Weise vermerkt, aber anstatt wertvolle Prüfungszeit zu vergeuden, wird der Prüfer auf ein anderes Thema umschwenken, bei dem die verlorenen Punkte mit einer fairen Fifty-Fifty-Chance wieder wettgemacht werden können.

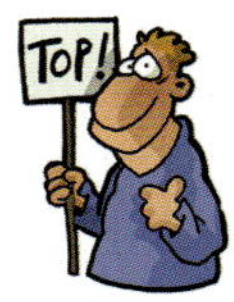

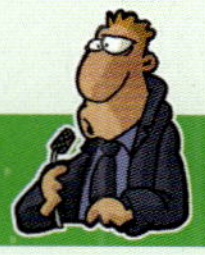

Hier noch einmal kurz und kompakt die Faustregeln für die mündliche Prüfung im Überblick.

Bei der **Antwortstrukturierung** solltest du Folgendes beherzigen:

- Grundsätzlich vom Allgemeinen zum Speziellen vorarbeiten.
- Nicht nur Stichworte liefern, da damit eine sofortige Übergabe der Gesprächssteuerung an den Prüfer erfolgt; außerdem ist ein Eindruck von fachlicher Desorientiertheit möglich.
- Keine bloße Aufzählung von Fakten. Jedes Stichwort liefert Ansatzpunkte für Prüferfragen. Stattdessen funktionelle Darstellung bevorzugen (Was macht xy? Welche Funktion hat es im Körper? Zusammenhänge mit anderen xy?)

Grundsätzlich solltest du bei deinen **Antworten** daran denken:

- Negativ wertende Reaktionen auf Prüferfragen vermeiden (z. B. „Oh Gott", Augen verdrehen, Stöhnen, Seufzen etc.), da dies signalisiert „Ich habe von dem Thema nicht die leiseste Ahnung."
- Eigene Formulierungen durchhalten. Präzisierungen und Verbesserungen erst im Folgesatz vornehmen. Grund: Abgebrochene Formulierungen mit anschließenden Pausen und Neuansätzen signalisieren allgemeine und fachliche Unsicherheit.
- Antworten intonatorisch nicht wie Fragen erscheinen lassen. Grund: Selbst richtige Antworten werden so nicht mehr positiv gewürdigt, sondern erscheinen geraten.
- Keine „Ein-Wort-Antworten!" Der Prüfling sollte möglichst viel Sprechzeit selbst verbrauchen, um die Anzahl der Prüferfragen gering zu halten.

Im Falle **steigender Nervosität** oder bei **Gefahr eines Blackouts** solltest du

- das Sprechtempo verlangsamen (hat einen selbstberuhigenden Effekt und fördert die Konzentration).
- um Bedenkzeit bitten.
- um Zurückstellung bitten.

Mit **Ergänzungen/Verbesserungen** durch den **Prüfer** solltest du folgendermaßen umgehen:

- Bei falsch gewähltem Terminus die Korrektur des Prüfers sofort wiederholen. Das lässt einen Fehler als Versprecher erscheinen.
- Positiv auf die Korrektur reagieren. Ein „ach ja" oder „natürlich" als Reaktion auf die Korrektur suggeriert nämlich Nervosität und nicht mangelnde Kenntnis als Fehlerursache.

Hast du **keine Antwort parat**, können dich diese Strategien retten:

- Falls durch Nervosität bedingt: Stichwort vom Prüfer erfragen.
- Falls sicher nicht gewusst: Nach kurzem Zögern passen.
- Herleitungen versuchen, z. B. „Der Begriff sagt mir im Augenblick nichts, aber ich könnte mir vorstellen, dass ..." Der Versuch einer fachlichen Einordnung dokumentiert zumindest vorhandenes Fachwissen in der Peripherie und sorgt somit für Schadensbegrenzung.

Bei **Doppelfragen/komplexen** Fragen solltest du:

- Die Antwortstruktur vorher nennen, da sonst der Prüfer unterbricht, um auf das von ihm favorisierte Stichwort zu kommen („Ich möchte zunächst auf xy eingehen und dann zu z kommen ..."). Diese Technik hilft auch, die eigenen Gedanken zu ordnen und Panik zu vermeiden.

FÜRS MÜNDLICHE

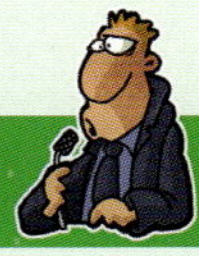

Relativierungen solltest du möglichst **vermeiden**:

- Antworten, die mit „Ich bin mir nicht sicher, aber ich glaube ...“ oder „Soweit ich weiß ...“ beginnen, können unter Umständen als geraten gedeutet werden und fallen bei der Beurteilung nicht positiv ins Gewicht.

Was das **Verhalten gegenüber euren Mitprüflingen** angeht, solltest du

- jegliche Kommentierung fremder Antworten (verbal und nonverbal) vermeiden.
- durch Zuwendung zum geprüften Kommilitonen Aufmerksamkeit und Interesse am Thema und am Prüfungsgeschehen dokumentieren.

Schlusswort

Liebe Leserinnen und lieber Leser!
Wir hoffen, der vorliegende Einführungsband zu unserer Skriptenreihe konnte dich davon überzeugen, dass ein Erfolg in der Prüfung nicht von Glück, Zufall oder überdurchschnittlichem Talent abhängt, sondern **für jeden** mit überschaubarem Aufwand machbar ist. Du wirst feststellen, dass die in diesem Band vorgestellten Lernstrategien deine Prüfungsvorbereitung nicht nur interessant und abwechslungsreich, sondern auch höchst effektiv verlaufen lassen.

Damit du auch auf fachlicher Ebene das Optimum erreichst, präsentieren wir den kompletten Prüfungsstoff des Physikums in 33 Bänden: In jedem Band wird ein physikumsrelevantes Thema kurz, verständlich und anschaulich dargestellt. Alle Bände zusammen bilden die optimale Grundlage zum erfolgreichen Absolvieren der Physikumsprüfung.

Wir wünschen dir damit viel Spaß beim Lernen und natürlich viel Erfolg in der Prüfung!
Dein MEDI-LEARN Team

Anhang

Prüfungsprotokolle

Die neue Approbationsordnung verleiht den mündlichen und schriftlichen Teilen der Ärztlichen Prüfungen dasselbe Gewicht. Während nach alter AO der mündliche Teil nur ein Drittel der Examensnote ausmachte, geht die mündliche Note nun mit einem Gewicht von 50 % in die Notenberechnung ein.
Neben einem Grundlagenwissen, welches im Rahmen der allgemeinen Prüfungsvorbereitung erworben wird, haben manche Prüfer im Prüfungsgespräch gewisse Vorlieben. Es ist aus nahe liegenden Gründen hilfreich, diese Vorlieben zu kennen. Daher haben sich an vielen Universitäten mittlerweile Prüfungsprotokollsammlungen etabliert.
Leider kommt es gelegentlich vor, dass diese Sammlungen (wie vor einiger Zeit in Frankfurt) ganz oder teilweise verschwinden.
MEDI-LEARN hat seit über 15 Jahren eine Prüfungsprotokolldatenbank aufgebaut. Hier kannst du kostenlos auf die dokumentierten Prüfungserfahrungen zurückgreifen.
Diese Datenbank ist jederzeit verfügbar und auch „sabotageresistent“. Damit du dir ein Bild von unserer Datenbank machen kannst, findest du im Folgenden ein Beispiel-Protokoll.

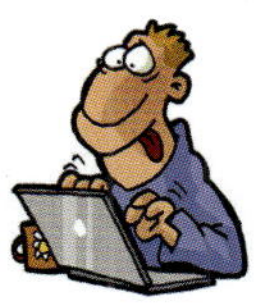

Beispielprotokoll Biochemie
Ganz wichtig und gleich zu Beginn: Formeln mussten wir zum Glück in der Prüfung nicht bis ins kleinste Detail wissen, höchstens mal Harnstoff. Der Prüfer gab dem Ganzen zunächst einen entspannten Rahmen: Er erschien in der Prüfung mit Trekkingsandalen. Im weiteren Verlauf fragte er allerdings ziemlich detailliert und sprang recht hübsch zwischen den Themen herum. Außerdem kam er schnell in Zeitnot, sodass er oft sagte „Das weiß ich ja“ und man nur irgendwelche Brocken hinwarf, damit er wusste, dass man das auch weiß.
Die Prüfung bestand aus zwei Abschnitten, in denen jeder einmal an die Reihe kam. Der Prüfer sagte zu Beginn jeder Runde, was er jeden fragen will. Die Bewertung war auch objektiv und fair – wie man sich seinen Prüfer eben so wünscht.
In der ersten Runde wurden folgende Themenbereiche gefragt, zu denen ich noch ein paar Stichpunkte in Klammern aufführe: DNA (Was sind Gene? Wie viele? Wie viele Basen? Wie viele Proteine? Was codiert? Spleißen, Spleißosom, Ribozyme), Proteine (Aufbau, Domäne, Motiv, Peptidbindung, Faltungsenzyme, Prolin, Faltungsanomalien), Citratcyclus (aufmalen, anaplerot. Reaktionen, was machen die einzelnen Zwischenprodukte noch so im Stoffwechsel, Lokalisation der Reaktionen, Biotin), Beta-Oxidation (Lokalisation, Regulation, Aktivierung der Fettsäuren, Peroxisomen).
In der zweiten Runde ging es nach einem kurzen Verschnaufer weiter mit folgenden Bereichen, aus Platzgründen führe ich einige wesentliche Stichworte aus: Insulin (grundsätzlicher Aufbau, Wirkungsweise, Regulation, Insulinrezeptor), G-Proteine (Wirkungsweise, Bindung an Membran, Signalkaskade und Signaltransduktion), Erythrozyten (Bildung und Entstehung, EPO mit Entstehung, Rezeptor, Wirkung) sowie der Bereich der Biotransformation (Leberstoffwechsel, Galle, Cytochrome). Am Ende wurden Fragen zu folgenden Stichpunkten gestellt: Apoptose,

Anhang

Nekrose, Caspasen, Regulation, Davenport (mit Pufferlinie oxigeniertes/desoxigeniertes Blut), Aktivatoren Fibrinolyse, Gerinnungshemmung.
Also: Im Prinzip wurde das gefragt, was auch auf den anderen Protokollen steht – auch wenn ich es nicht glauben wollte, aber es sind irgendwie alles Fragen gewesen, die ich vorher schon mal irgendwo auf Protokollen gelesen hatte. Jedenfalls braucht niemand vor dem Prüfer Angst zu haben: Er hilft, ist echt nett und versucht nicht, einen fertig zu machen, und auch die Zensuren sind recht ordentlich. Keiner von uns schnitt in Biochemie schlechter als mit der Note 3 ab.

Die MEDI-LEARN Prüfungsprotokoll-Datenbank mit einigen tausend Protokollen zum kostenlosen Download findest du online unter: www.medi-learn.de/protokolle

Bestehensgrenze Physikum Frühjahr vs. Herbst

Es wird immer wieder spekuliert, ob im Herbst oder Frühjahr mit einer höheren Bestehensgrenze im Physikum zu rechnen ist. Wir haben daher über die letzten 19 Jahre die jeweiligen Termine miteinander verglichen. Die Tabelle 8 a/b zeigt, dass keine signifikanten Unterschiede zwischen den Frühjahrs- und Herbstexamina bestehen.

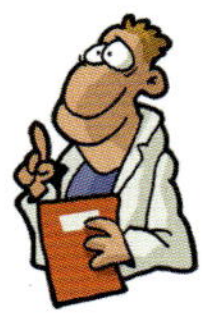

	Frühjahr	Herbst
2006	176	181
2007	174	178
2008	181	184
2009	181	183
2010	184	186
2011	178	188
2012	186	188
2013	182	186
2014	192	189
Mittel über 9 J.	181,6	184,8

Tab. 8: Vergleich Bestehensgrenze Frühjahr und Herbst

Notengrenzen Physikum

Wenn es dich interessiert, mit welcher Note du den schriftlichen Teil abgeschlossen hättest: Wir haben dir über die Jahre die jeweiligen Notengrenzen in Punkten dargestellt (s. Tab. 9).

Fächerschwierigkeiten

Damit du deine Ergebnisse in der Endphase des Kreuzens besser beurteilen kannst, findest du in Tab. 10 die mittleren Ergebnisse aller Physikumsteilnehmer nach Examen und Fach in Prozent. So kannst du die Schwierigkeiten der einzelnen Fächer in den jeweiligen Examina ablesen (s. Tab. 10).

Termine	H 08	F 09	H 09	F 10	H 10	F 11	H 11	F 12	H 12	F 13	H 13	F14	H14
Note 4*	184	181	183	184	186	178	188	186	188	182	186	192	189
Note 3	218	216	217	218	219	212	220	219	220	215	213	224	221
Note 2	251	250	251	251	252	245	251	252	251	248	243	256	252
Note 1	284	285	285	285	285	279	282	285	282	281	281	287	283

Tab. 9: Notengrenzen der vergangenen Examina im Physikum ***Bestehensgrenze**

Termine	H 08	F 09	H 09	F 10	H 10	F 11	H 11	F 12	H 12	F 13	H 13	F14	H14
Physik	64	54	56	43	51	47	59	54	61	55	66	52	63
Physiologie	75	67	73	70	76	71	74	66	77	62	72	67	77
Biochemie*	70	64	70	65	73	66	74	65	74	64	69	66	72
Biologie	69	61	59	63	70	68	70	70	71	65	72	77	74
Anatomie	70	63	69	56	68	63	72	65	69	67	74	62	75
Psych. | Soz.	71	70	74	75	77	66	79	77	79	69	73	77	85
Gesamt	71	65	70	66	72	65	74	67	74	65	73	67	76

Tab. 10: Mittlere Ergebnisse aller Physikumsteilnehmer nach Examen und Fach in Prozent ***mit Chemie**

Der 30-Tage-Lernplan fürs Physikum

Vormittag & 1. Nachmittagshälfte		2. Nachmittagshälfte			Abend
Lernen		Kreuzen			Wiederholen
Tag	**Skript**	**Examen**	**Fächer**	**Ergebnis**	**Skript**
Tag 1	Physiologie 1	Ex –10	Physiologie, Physik	______	Lernstrategien
Tag 2	Physiologie 2	Ex –9	Physiologie, Physik	______	MC-Techniken
Tag 3	Physiologie 3	Ex –8	Physiologie, Physik	______	Rhetorik
Tag 4	Physiologie 4	Ex –7	Physiologie, Physik	______	Mathe
Tag 5	Physiologie 5	Ex –6	Physiologie, Physik	______	Mathe
Tag 6	Physiologie 6	Ex –5	Physiologie, Physik	______	Mathe
Tag 7	Physik	Ex –4	Physiologie, Physik	______	Physio 1
Tag 8	Chemie 1	Ex –12	Biochemie, Chemie	______	Physio 2
Tag 9	Chemie 2	Ex –11	Biochemie, Chemie	______	Physio 3
Tag 10	Biochemie 1	Ex –10	Biochemie, Chemie	______	Physio 4
Tag 11	Biochemie 2	Ex –9	Biochemie, Chemie	______	Physio 5
Tag 12	Biochemie 3	Ex –8	Biochemie, Chemie	______	Physio 6
Tag 13	Biochemie 4	Ex –7	Biochemie, Chemie	______	Physik
Tag 14	Biochemie 5	Ex –6	Biochemie, Chemie	______	Chemie 1
Tag 15	Biochemie 6	Ex –5	Biochemie, Chemie	______	Chemie 2
Tag 16	Biochemie 7	Ex –4	Biochemie, Chemie	______	Biochemie 1
Tag 17	Psychologie 1	Ex –6	Psychologie, Biologie	______	Biochemie 2
Tag 18	Psychologie 2	Ex –5	Psychologie, Biologie	______	Biochemie 3
Tag 19	Psychologie 3	Ex –4	Psychologie, Biologie	______	Biochemie 4
Tag 20	Biologie 1, 2	Ex –8	Psychologie, Biologie	______	Biochemie 5
Tag 21	Histologie 1	Ex –7	Psychologie, Biologie	______	Biochemie 6
Tag 22	Histologie 2	Ex –12	Anatomie, Histologie	______	Biochemie 7
Tag 23	Histologie 3	Ex –11	Anatomie, Histologie	______	Psychologie 4
Tag 24	Anatomie 1	Ex –10	Anatomie, Histologie	______	Psychologie 4
Tag 25	Anatomie 2	Ex –9	Anatomie, Histologie	______	Biologie
Tag 26	Anatomie 3	Ex –8	Anatomie, Histologie	______	Histologie
Tag 27	Anatomie 4	Ex –7	Anatomie, Histologie	______	Histologie
Tag 28	Anatomie 5	Ex –6	Anatomie, Histologie	______	Anatomie 1, 2
Tag 29	Anatomie 6	Ex –5	Anatomie, Histologie	______	Anatomie 3, 4
Tag 30	Anatomie 7	Ex –4	Anatomie, Histologie	______	Anatomie 5, 6

	Ex –2 Tag 1 kreuzen	Skripte Physiologie 1, 2, 3 wiederholen
	Ex –2 Tag 2 kreuzen	Skripte Physiologie 4, 5, 6 wiederholen
	Ex –1 Tag 1 kreuzen	Skripte Chemie, Physik, Biologie wiederholen
	Ex –1 Tag 2 kreuzen	Skripte Psychologie wiederholen
	Ex –3 Tag 1 kreuzen	Skripte Biochemie 1, 2, 3, 4 wiederholen
	Ex –3 Tag 2 kreuzen	Skripte Biochemie 5, 6, 7 wiederholen
	Generalproben auf www.medi-learn.de/generalprobe	Skripte Anatomie & Histologie wiederholen
		Skripte Physiologie & Biochemie wiederholen
Physikum		**Examensergebnisse auf www.medi-learn.de**

Die Zahlen der Examensangaben beziehen sich auf das vor dir liegende Examen. Lernst du z. B. für das Physikum Herbst 2015, dann steht „Ex –1" für das einen Termin zurückliegende Examen (Frühjahr 15), „Ex –4" für das vier Termine zurückliegende Examen (Herbst 13).

Erstellt von den MEDI-LEARN Examensexperten. Mehr unter www.medi-learn.de/kurse

Der 100-Tage-Lernplan fürs Hammerexamen

Tag	Fach
Innere: Herz-Kreislaufsystem	
1	Herzinsuffizienz
	Herzrhythmusstörungen
2	Koronare Herzerkrankung
	Akutes Koronarsyndrom (instabile AP und Myokardinfarkt)
3	Herzfehler
	Myokarderkrankungen
	Perikarderkrankungen
4	Endokarderkrankungen
	Herztumoren
	Herz- und Gefäßtumoren
Innere: Gefäße	
5	Arterielles Gefäßsystem
	Venöses Gefäßsystem
	Lymphgefäßsystem
Innere: Blut	
6	Veränderungen des roten Blutbildes
7	Veränderungen des weißen Blutbildes
8	Hämatologische Neoplasien
	Störungen der Blutgerinnung
Innere: Lunge	
9	Erkrankungen der Atemwege und des Lungenparenchyms
	Erkrankungen des Lungenkreislaufs
10	Pleuraerkrankungen
	Erkrankungen von Thoraxwand
	Mediastinum und Zwerchfell
	Tumoren von Lunge und Pleura
Innere: Gastroenterologie	
11	Ösophagus, Magen und Duodenum
12	Darm, Tumoren des Gastrointestinaltrakts
13	Leber, Gallenblase und Gallenwege
14	Tumoren von Leber und Gallensystem
	Pankreas, Pankreastumoren

Tag	Fach
Innere: Endokrinologie	
15	Grundlagen des endokrinen Systems
	Hypothalamus und Hypophyse
	Erkrankungen der Schilddrüse
16	Erkrankungen der Nebenschilddrüse
	Erkrankungen der Nebenniere
	Erkrankungen der Gonaden
	Neuroendokrine Tumoren des gastroenteropankreatischen Systems (NET)
	Endokrine Tumoren
Innere: Stoffwechselerkrankungen	
17	Stoffwechselerkrankungen
	Hypo- und Hypervitaminosen
Innere: Niere	
18	Niereninsuffizienz
	Glomerulopathien
19	Tubulointerstitielle Nephropathien und Tubulusfunktionsstörungen
	Zystische Nierenerkrankungen
	Erkrankungen der Nierengefäße
	Wasser- und Elektrolythaushalt
	Störungen des Säure-Basen-Haushaltes
	Tumoren der Niere
Innere: Rheumatologie	
20	Grundlagen des Immunsystems
	Immundefekte
	Allergien
	Autoimmunerkrankungen
21	Besondere immunologische Situationen
	Grundlagen rheumatischer Erkrankungen
	Rheumatoide Arthritis (RA)
22	Spondylarthritiden (SPA), Kollagenosen
	Primäre Vaskulitiden
Infektiologie	
23	Grundlagen des Infektiologie
	Sepsis

Tag	Fach
24	Bakterielle Infektionserkrankungen
25	Virale Infektionskrankheiten
	Pilzerkrankungen
26	Parasitäre Erkrankungen
27	Krankenhaushygiene
	Einleitung
	Standardhygienemaßnahmen
	Methoden zur Reinigung, Desinfektion
	Sterilisation
	Erfassung und Bewertung nosokomialer Infektionen
	Häufige nosokomiale Infektionen und ihre Prävention
	Multiresistente Erreger und Legionellen
	Trink- und Badewasserhygiene
Pädiatrie	
28	Besonderheiten in der Pädiatrie
	Das gesunde Neugeborene
	Wachstum und Entwicklung
	Impfungen
	Ernährung
29	Erkrankungen von Früh- und Neugeborenen
30	Genetisch bedingte Fehlbildungen und Syndrome
	Stoffwechselerkrankungen
31	Endokrinopathien
	Pädiatrische Infektionskrankheiten
	Immunologische und rheumatologische Erkrankungen
	Blut und blutbildende Organe
32	Herz und Kreislauf
	HNO- und Atmungsorgane
	Störungen des Wasser-, Elektrolyt- und Säure-Basen-Haushalts
33	Skelett und Muskulatur
	Nervensystem
	Haut

Tag	Fach
	Kinder- und Jugendpsychiatrie
	Tumorerkrankungen
	Notfälle im Kindesalter
	Plötzlicher Kindstod
	Sozialpädiatrie
34	Aufbau und Funktion des Genoms
	DNA-Analyse und Genkartierung
	Mutationen
	Chromosomen des Menschen
	Chromosomenaberrationen
	Formale Genetik
	Komplexe (multifaktorielle) Vererbung
	Genfrequenz
	Zwillinge
	Genetische Diagnostik und Beratung
	Pränatale Diagnostik
	Pharmakogenetik
Dermatologie	
35	Erythematöse und erythrosquamöse Erkrankungen
	Papulöse und lichenoide Erkrankungen
	Granulomatöse und atrophisierende Erkrankungen
36	Allergie und Intoleranzreaktionen
	Ekzematöse Erkrankungen und Atopie
	Physikalisch und chemisch bedingte Hauterkrankungen
	Dermatologische Infektionskrankheiten
37	Tumoren
	Pigmentstörungen
	Erbliche Krankheiten der Haut
	Autoimmunkrankheiten der Haut
	Erkrankungen der Hautanhangsgebilde
	Hautveränderungen bei systemischen Krankheiten und Gefäßerkrankungen
	Proktologie
	Psychodermatosen

Tag	Fach
Anästhesie, Intensivmedizin, Schmerztherapie	
38	Anästhesie
	Intensivmedizin
	Schmerztherapie
39	Organisation der Notfallmedizin
	Notfallmedizinische Maßnahmen
40	Notärztliche Diagnostik und Therapie häufiger Leitsymptome und ihrer Ursachen, Traumatologische Notfälle
	Intoxikationen
	Spezielle Notfälle
Chirurgie	
41	Allgemeine Chirurgie, prä- und postoperative Phase
42	Viszeralchirurgie
43	Viszeralchirurgie (Fortsetzung)
44	Thoraxchirurgie
	Herzchirurgie
	Gefäßchirurgie
	Transplantationschirurgie
45	Neurochirurgie
	Plastische und ästhetische Chirurgie
Orthopädie und Unfallchirurgie	
46	Angeborene und erworbene Wachstumsstörungen
	Knochenerkrankungen
	Gelenkerkrankungen
	Erkrankungen von Muskeln, Sehnen, Bändern und Bursen
47	Infektionen von Knochen und Gelenken
	Neurogene Erkrankungen, Tumoren
	Erkrankungen und Verletzungen der Wirbelsäule
	Erkrankungen und Verletzungen des Thorax
48	Erkrankungen und Verletzungen der Schulter
	Erkrankungen und Verletzungen des Oberarms und Ellenbogens
	Erkrankungen und Verletzungen von Unterarm und Hand
49	Erkrankungen und Verletzungen des Beckens
	Erkrankungen und Verletzungen des Hüftgelenks und Oberschenkels
	Erkrankungen und Verletzungen des Kniegelenks
	Erkrankungen und Verletzungen des Unterschenkels, Sprunggelenks und Fußes
	Polytrauma und andere traumatologische Krankheitsbilder
Gynäkologie und Geburtshilfe	
50	Gynäkologische Untersuchung
	Gynäkologische Leitsymptome
	Gynäkologische Notfälle
	Menstrueller Zyklus
	Menopause, Postmenopause und Senium
	Soziokulturelle und psychosoziale Aspekte
	Entzündungen
51	Benigne und maligne Veränderungen
	Endometriose
	Descensus und Prolaps uteri
	Kontrazeption und Schwangerschaftsabbruch
	Sterilität
52	Schwangerschaft
53	Wochenbett
	Gynäkologische Urologie
Urologie	
54	Fehlbildungen
	Entzündungen
Hals-, Nasen-, Ohrenheilkunde	
55	Tumoren
	Nephro- und Urolithiasis
	Blasenentleerungsstörungen des Erwachsenen
	Andrologie

Tag	Fach
	Gynäkologische Urologie
	Kinderurologie
	Urologische Notfälle und Traumatologie
56	Mundhöhle
	Kopfspeicheldrüsen
	Rachen
	Larynx und Trachea
57	Nase, Nasennebenhöhlen und Gesicht
	Ohr
Augenheilkunde	
58	Lider
	Tränenorgane
	Bindehaut
	Hornhaut
	Lederhaut
59	Linse
	Uvea
	Glaukom
	Glaskörper
	Netzhaut
	N. opticus und Sehbahn
	Augenhöhle
	Optik und Refraktion
	Bulbusmotalität und Schielen
	Unfallophthalmologie
Neurologie	
60	Neurologische Grundlagen
	Neurologische Untersuchung
	Apparative Zusatzuntersuchungen
61	Neurologische Syndrome
62	Erkrankungen des Gehirns und seiner Hüllen
63	Erkrankungen des Gehirns und seiner Hüllen (Forts.)
64	Untersuchung und Erkrankungen der Hirnnerven

Tag	Fach
	Erkrankungen des Rückenmarks
65	Erkrankungen des peripheren Nervensystems
	Myopathien und Erkrankungen der muskulären Endplatte
	Schmerzerkrankungen
Psychiatrie und psychosomatische Medizin	
66	Psychiatrische Untersuchung
	Therapeutische Verfahren in der Psychiatrie
67	Affektive Störungen
	Psychotische Erkrankungen
	Organisch bedingte psychische Störungen
68	Sucht und Abhängigkeit
	Neurotische, Belastungs-, dissoziative und somatoforme Störungen
	Persönlichkeitsstörungen und Verhaltensauffälligkeiten
69	Kinder- und Jugendpsychiatrie
	Suizidalität
	Forensische Psychiatrie und Begutachtung
	Psychosomatische Medizin
Pharmakologie	
70	Pharmakodynamik und Pharmakokinetik
	Beeinflussung des sympathischen Nervensystems
	Beeinflussung des parasympathischen Nervensystems
	Beeinflussung des motorischen Nervensystems
	Beeinflussung der Übertragung an vegetativen Ganglien
	Beeinflussung des sensiblen Nervensystems
	Bronchodilatatoren
71	Beeinflussung des Renin-Angiotensin-Aldosteron-Systems
	Antiarrhythmika
	Positiv inotrope Substanzen

Tag	Fach
	Relaxanzien der Gefäßmuskulatur
	Diuretika und Antidiuretika
	Volumensubstitution
	Beeinflussung des blutbildenden Systems
	Beeinflussung des Gerinnungssystems
72	Gewebshormone und ihre Antagonisten
	Beeinflussung der Magen-Darm-Funktion
	Beeinflussung des zentralen Nervensystems
	Opioide
	Cyclooxygenase-Hemmstoffe
73	Beeinflussung des Harnsäurestoffwechsels
	Beeinflussung des Fettstoffwechsels
	Beeinflussung des Hormonellen Systems
	Beeinflussung des Knochenstoffwechsels
74	Antibiotika
	Antimykotika
75	Antiprotozoika
	Anthelminthika
	Virostatika
	Beeinflussung des Tumorwachstums
	Beeinflussung des Immunsystems
	Retinoide
Radiologie	
76	Biologische Grundlagen
	Grundlagen des Strahlenschutzes
	Radiologische Verfahren
77	Strahlentherapie
	Nuklearmedizin
	Bildgebende Verfahren bei interventionellen Maßnahmen
Arbeits- und Sozialmedizin	
78	Wichtige Arbeitsschutzvorschriften
	Arbeitsmedizin
	Organisationen und Aufgaben des Arbeitsschutzes
	Verhütung und Früherkennung beruflich bedingter Schäden
	Arbeitsplatz- und Berufsbelastungen
	Arbeitsplatz und Umgebungseinflüsse
	Berufskrankheiten
Klinische Umweltmedizin und Toxikologie	
79	Arbeitsunfälle
	Begutachtungskunde
	Soziale Umwelt und Krankheit
	Gesundheitsrelevante Verhaltensweisen
	Sozialmedizinische Aspekte von Unfällen
	Klinische Umweltmedizin
	Auswahl spezieller Umweltnoxen und ihre Toxikologie
Rechtsmedizin	
80	Thanatologie
	Forensische Traumatologie
	Forensische Serologie
81	Forensische Toxikologie
	Klinische Rechtsmedizin
	Verkehrsmedizin
	Forensische Psychopathologie
	Medizinrecht
	Der Arzt als Sachverständiger und Zeuge
Pathologie	
82	Zell- und Gewebspathologie
	Exogene Noxen
	Störungen der Individualitätswahrung/ Immunpathologie
	Entzündung
	Zellersatz
	Tumoren
Gesundheitsökonomie, Gesundheitssystem, öffentliche Gesundheitspflege	
83	Gesundheitsökonomie, Gesundheitssystem, öffentliche Gesundheitspflege
	Gesundheitssysteme: Elemente und Merkmale
	Das deutsche Gesundheitssystem

Tag	Fach
	Internationaler Vergleich von Gesundheitssystemen
	Nationale und globale Herausforderungen
	Gesundheitsökonomie
	Evidenzbasierte Medizin
Prävention und Gesundheitsförderung Epidemiologie, Biometrie und medizinische Informatik	
84	Grundlagen
	Spezielle Präventionsprogramme
	Epidemiologie
	Medizinische Biometrie
	Medizinische Informatik
Rehabilitation Naturheilverfahren	
85	Rehabilitation
	Physikalische Medizin
	Naturheilverfahren
Wiederholung	
86	fünftletztes Examen Tag 1
87	fünftletztes Examen Tag 2
88	fünftletztes Examen Tag 3
89	viertletztes Examen Tag 1
90	viertletztes Examen Tag 2
91	viertletztes Examen Tag 3
92	drittletztes Examen Tag 1
93	drittletztes Examen Tag 2
94	drittletztes Examen Tag 3
95	vorletztes Examen Tag 1
96	vorletztes Examen Tag 2
97	vorletztes Examen Tag 3
98	allerletztes Examen Tag 1
99	allerletztes Examen Tag 2
100	allerletztes Examen Tag 3

Index

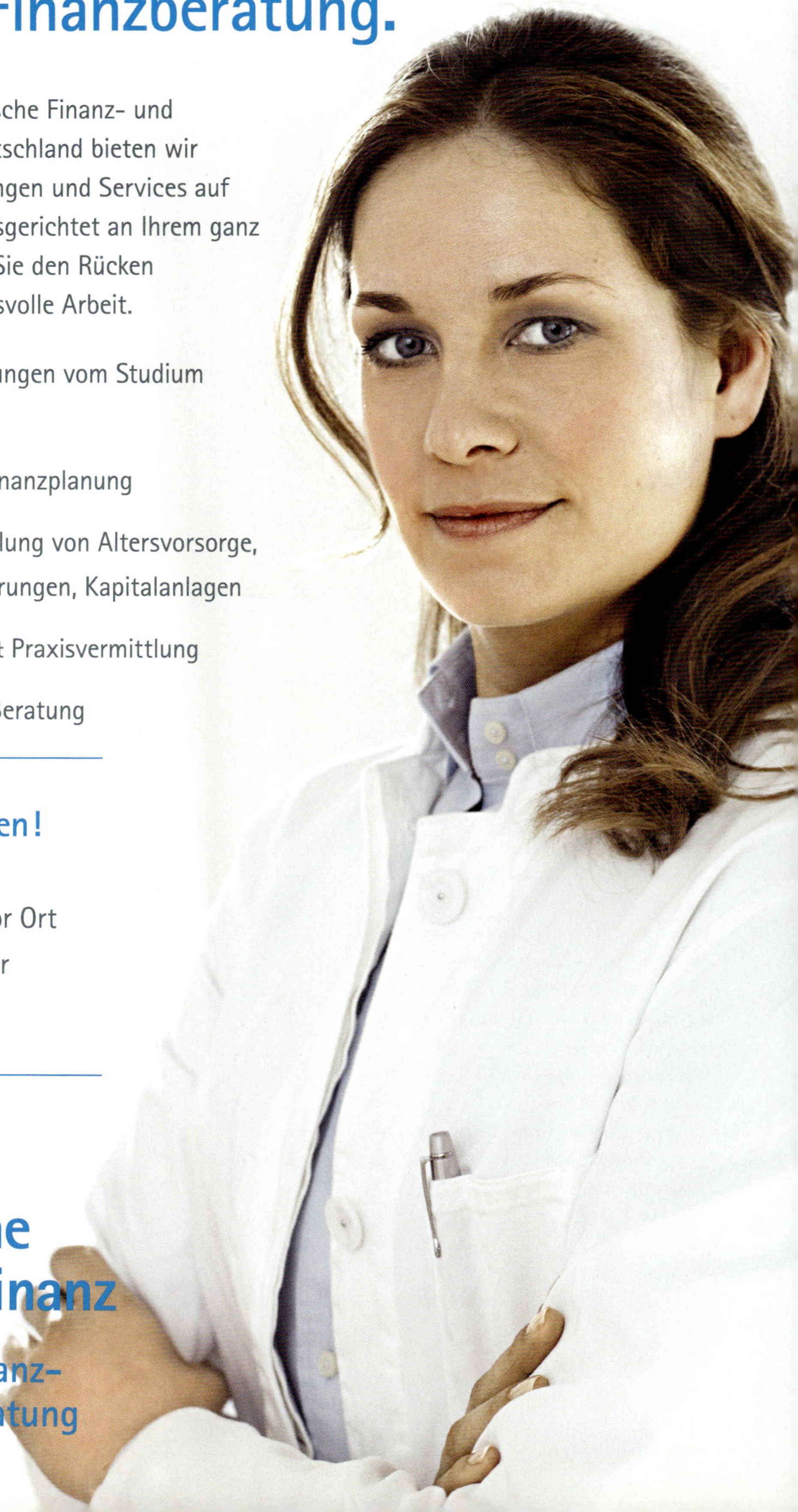

Feedback

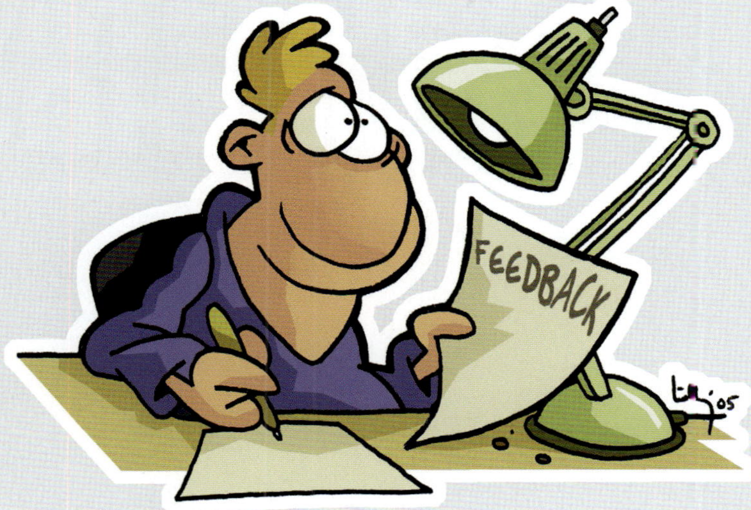

Deine Meinung ist gefragt!

Es ist erstaunlich, was das menschliche Gehirn an Informationen erfassen kann. Slbest wnen kilene Fleher in eenim Txet entlheatn snid, so knnsat du die eigneltchie lofnrmotian deoncnh vershteen – so wie in dsieem Text heir.

Wir heabn die Srkitpe mecrfhah sehr sogrtfältg güpreft, aber vilcheliet hat auch uesnr Girehn – so wie deenis grdaee – unbeswust Fheler übresehne. Um in der Zuuknft noch bsseer zu wrdeen, bttein wir dich dhear um deine Mtiilhfe.

Sag uns, was dir aufgefallen ist, ob wir Stolpersteine übersehen haben oder ggf. Formulierungen verbessern sollten. Darüber hinaus freuen wir uns natürlich auch über positive Rückmeldungen aus der Leserschaft.

Deine Mithilfe ist für uns sehr wertvoll und wir möchten dein Engagement belohnen: Unter allen Rückmeldungen verlosen wir einmal im Semester Fachbücher im Wert von 250 Euro. Die Gewinner werden auf der Webseite von MEDI-LEARN unter www.medi-learn.de bekannt gegeben.

Schick deine Rückmeldung einfach per E-Mail an support@medi-learn.de oder trag sie im Internet in ein spezielles Formular für Rückmeldungen ein, das du unter der folgenden Adresse findest:

www.medi-learn.de/rueckmeldungen